TOBIAS GUNST

BESSER FIT

TOBIAS GUNST

BESSER FIT

33 pragmatische Tipps
für mehr Bewegung,
bessere Ernährung und
ein langes Leben

FAKTEN STATT
FITNESS-MYTHEN

COPRESS

INHALTSVERZEICHNIS

KEIN VORWORT:

ALICE WILL AUF EINEM TRAMPOLIN RUMHÜPFEN.
UND STEFAN KAFFEE MIT FETT TRINKEN,
UM ABZUNEHMEN.

Mein größtes Problem an diesem Morgen ist, zu verstehen, wie Innervierung von Muskeln und Leistungsoutput zusammenhängen. Als Nicht-Neurowissenschaftler fällt es mir schwer, das Gewirr aus Nervenzelle, den Dendriten und der Impulsweiterleitung über Axonhügel, Axon und Myelinscheide bis hin zu synaptischen Enden zu durchschauen und wirklich zu verstehen, was vor sich geht, wenn ein Reiz weitergeleitet wird – und was geschieht, wenn diese Reizweiterleitung nicht störungsfrei abläuft und Muskeln zeitweise einfach nicht angesteuert werden.

Als Personal Trainer bin ich mit diesem Phänomen ab und an konfrontiert, also sitze ich mit einem viel zu dicken Buch in meinem recht schlecht geheizten Büro vor zwei Bildschirmen, schlage Seite um Seite um, auf den Moment der Erleuchtung wartend und ein bisschen verzweifelt darüber, dass wir eigentlich alle dasselbe Gehirn haben, manche aber doch einfach mehr können als andere. Neurowissenschaftler:innen-Hirne beispielsweise. Anders kann ich mir die souveräne Beherrschung all dieser Komplexität nicht erklären, all dieser Begriffe, Abstraktionsebenen, Verzweigungen, Zusammenhänge, anders ist nicht vorstellbar, das einfach zu *können*.

Jede Seite ein riesiger Baum, ich weiß gar nicht, auf welchen ich zuerst steigen soll, und sehe den Wald trotzdem nicht. Und scheinbar wandelt Herr Campbell, Autor des Buchs über das Nervensystem, das vor mir liegt, quasi blind durch dieses Gehölz, ohne anzustoßen. Schon das Inhaltsverzeichnis und das Glossar, eigentlich Wegweiser durch den Dschungel, verstehe ich kaum. Mir fehlen die Begriffe, ich kann nicht entscheiden, wo ich zuerst hinmuss, wo ich anfangen soll zu lesen.

Ich nehme die Hundeleine vom Regal, pfeife kurz und gehe vor die Tür. Odie folgt mir noch etwas schlaftrunken, auf wie immer zu Beginn recht tapsigen Pfoten, alles noch nicht so ganz da, ab und zu gähnt er hörbar, bis die frische Luft ihn munterer macht und er nach kurzer Zeit schwanzwedelnd und erhobenen Kopfes durch die Innenstadt flitzt, einerseits auf der Suche nach Grünflächen, andererseits an jeder Hausecke stehen bleibend, genau inspizierend und schnüffelnd.

Für ihn muss das Gewirr von Straßen und Ecken sein wie der symbolische Wald, vor dem ich gerade verzweifelt saß, doch er scheint instinktiv den richtigen Weg zu wählen. Er lässt sich von seinem Geruchssinn leiten, bleibt auf dem Bürgersteig, kommt nie auch nur in die Nähe der Straße, obwohl er auf keinerlei oder nur sehr wenig kognitiv gelerntes Wissen zurückgreifen kann, das ihm jetzt helfen würde.

Odie verlässt sich auf sich selbst und seine Spürnase. Wenn ich ihm sage, er solle an einer anderen Hausecke schnüffeln, ignoriert er das meist (für die Zweifler:innen: Natürlich versteht er mich – er antwortet nicht, aber er versteht mich). Er geht seinen Weg und es interessiert ihn im Nachhinein kaum, ob er vielleicht eine wohlriechende Ecke verpasst hat. Vielleicht findet er sie morgen oder nie. Es macht keinen Unterschied, weil die Ecken, die er gefunden hat, ihren Zweck erfüllt haben.

Kurze Zeit später liegt Odie auf meinem Sitzsack, der längst ihm gehört, die Pfote gemütlich unter dem Kopf geparkt, döst vor sich hin und blickt aus fast geschlossenen Augen meine Kundin Alice an, die mir gegenüber auf einem Stuhl sitzt und mit einer Zeitschrift rumfuchtelt, die sie gestern am Flughafen gekauft hat, als sie von Fuerteventura zurückkam, wo Tennisfreunde von ihr mehrere Grundstücke haben und wohin sie ab und zu verschwindet, wenn ihr ihr Job als Eventmanagerin kurzzeitig zu viel wird.

Die Zeitschrift richtet sich an Frauen und wirbt auf dem Cover mit einem Model Anfang 20, das mit kaum mehr als einem Bikini bekleidet ist, für ein 7-Minuten-Workout, das die Fettverbrennung ankurbeln soll.

Alice fragt nach meiner Meinung. Für den nächsten Fuerteventura-Urlaub wäre das doch was, das wäre so kurz, dass sie es auch selbstständig zu Hause machen würde, abseits unserer Personal-Training-Sessions. Dazu sei es hilfreich, eine Saftkur zu machen, dann purzelten die Pfunde nur so. Ein entsprechendes Programm unter Anleitung eines Arztes gebe es auch, Kostenpunkt … ich schweife ab.

Eine WhatsApp-Nachricht ploppt auf und Sylvie fragt, ob es schlimm wäre, dass sie gestern Abend mehrere BiFi, eine Tiefkühllasagne und mehrere Ramen-Suppen aus dem Asia-Laden gegessen hat, sie habe einfach Hunger gehabt, was komisch sei, da sie ja die letzten drei Tage eigentlich gar keinen Appetit gehabt und dementsprechend auch kaum mehr als Karotten gegessen habe, aber, gute Nachricht, ihr Bauch sei auch jetzt, am Morgen nach der Völlerei, noch flach.

Plötzlich habe ich Alices Handy vor dem Gesicht: Auf Instagram hüpft eine junge Frau in wirklich unglaublich kurzen Shorts auf einer Art Mini-Trampolin herum, dazu ein treibender Song, und ins Bild fliegende Wortfetzen informieren mich, dass diese Art des Trainings wohl den ganzen Körper trainiere, Fett verbrenne und die Muskulatur in den klassischen Problembereichen anspreche: Bauch, Beine, Po.

Alice ist bereits dabei, das Mini-Trampolin in ihren Amazon-Einkaufskorb zu legen, zusätzlich zu der Packung L-Carnitin, die ihr beim Abnehmen hilft, und einer Extra-Packung von dem Detox-Tee, der ihr alle drei Monate zu einem ordentlichen Durchfall verhilft.

Bevor ich etwas sagen kann, hat sie auf »Jetzt kaufen« gedrückt und die Waage in meinem Büro verflucht. Sie spurtet davon, denn sie ist zum Mittagessen verabredet, ihre erste Mahlzeit heute, das Training macht sie immer noch weitgehend nüchtern. Die leichten Kreislaufprobleme seien ein Zeichen, dass der Körper an seine Reserven geht, hat sie in einer Zeitschrift beim Arzt gelesen.

Ich schaue Odie an. Den Hausecken-Spürhund. Den all das kaum interessiert. Er verlässt sich auf seinen inneren Kompass.

Alice? Verdient sechsstellig im Jahr, koordiniert große Events überregionaler Firmen, ist im Beruflichen extrem fokussiert und zielstrebig. Warum, frage ich mich, kauft sie ein beschissenes Mini-Trampolin für zu Hause? Warum taucht sie auch nach drei Jahren leichter Schummrigkeit immer noch ohne Frühstück zum Training auf? Wo ist ihr Kompass?

Und Sylvie, wo ist ihr Kompass, der ihr zeigt, dass regelmäßiges Essen vielleicht sinnvoller ist als Fastentage, die sich abwechseln mit Binge-Eating-Phasen, vor allem wenn man eine Sportlerin ist wie sie? Sie trainiert an vier Abenden in der Woche mehrere Stunden in einem Sport, der extrem viel verlangt. Zusätzlich unterrichtet sie Kinder und Jugendliche in diesem Sport. Sie macht mehr Einheiten Sport pro Woche, als sie Mahlzeiten isst. Kompass? Lange nicht gesehen.

Wo ist der Kompass von Stefan, der bis 16 Uhr fastet, danach nur grünes Gemüse isst, aber jeden Kaffee des Tages nur *bulletproof* mit einem Esslöffel Kokosfett trinkt? Der von Andreas, der nie frühstückt, dafür jede Mahlzeit in einem anderen Restaurant einnimmt und mich täglich fragt, welches Gericht er bestellen soll? Und nicht zuletzt, wo ist eigentlich der Kompass von Can, der über 100 Kilo wiegt und ebenfalls fastet, aber in seinen Essensfenstern beim Italiener um die Ecke die Speisekarte hochisst und runtertrinkt?

All diese Menschen gibt es wirklich, wenn sie auch anders heißen, und ihre Probleme sind echt. Sie sind weder einfältig noch gutgläubig, sind weder faul noch desinteressiert, sie haben echte Jobs, Familien und irgendwie liegt ihnen allen ihre Gesundheit am Herzen. Sie möchten gesund sein und auch *fit*. Und sie alle haben eines gemeinsam: Sie fühlen sich nicht so. Obwohl sie versuchen, einigermaßen regelmäßig Sport zu treiben, obwohl sie lesen, anschauen, konsumieren, was es über Training, Ernährung und »gesundes Leben« gibt, in Zeitschriften, im Internet, in den sozialen Medien. Sie sehen TikTok-Videos und Instagram-Reels, lesen Schlagzeilen und hören auf dem Weg zur Arbeit Expert:innen-Podcasts über Ernährung.

Und plötzlich fällt es mir auf. Sie sind wie ich vor meinem Buch über das Nervensystem. Alle. Ihnen fehlt kein Kompass. Denn der würde ihnen gar nichts bringen, wenn sie mitten im Dschungel stehen, mitten im dichtesten Urwald. Wie ich vor meinem Neuro-Buch sitze, worin alles steht, was ich wissen muss, stehen sie vor dem Informationsdschungel, der sich zusammensetzt aus Print- und Digital-Informationen, aus Videos, Bildern, kurzen Clips, Informationsschnipseln, Halbwahrheiten, Mythen, aus Lügen und Wahrheiten. Und sie gehen den Weg, der gerade für sie gangbar ist.

Was ihnen fehlt, ist zuallererst kein Kompass, sondern eine Machete. Etwas, was sie in die Lage versetzt, eine Schneise zu schlagen und zu sehen, wo das Licht herkommt. Was sie brauchen, sind Regeln, die einfach und klar sind und die Basis bilden, auf der andere Informationen aufbauen. Regeln, die einordnen und verstehen helfen und die eine Grundlage bilden für das, was wir als *fit* und *gesund* bezeichnen können. 33 davon habe ich versucht zu formulieren.

33 Regeln, um im Fitnesswahn nicht verrückt zu werden. Eine Art Minimalkatalog. Der Alice, Sylvie, Stefan, Andreas und Can und allen, denen es genauso geht, zumindest die Richtung zeigt. Den Weg können sie sich dann selbst freimachen. Und nach Hause finden sie von allein.

Wie Odie. Der geht voran, unbeeindruckt, seiner Nase folgend.

REGELN I–II: TRAINING

Training ist in vielerlei Hinsicht das Gegenteil von Ernährung. Während bei der Ernährung nämlich kaum Einigkeit zu erzielen ist, ist es beim Training völlig anders: Die weitaus meisten Menschen sind grundsätzlich der Überzeugung, dass sie mehr Sport treiben müssten, mehr »trainieren« sollten.

Beide Begriffe werden dabei häufig synonym verwendet, was den Blick darauf verstellt, was Training eigentlich ist: *die planvolle Durchführung eines strukturierten Programms zur Leistungssteigerung oder zum Leistungserhalt.* »Sport treiben« hingegen ist erst mal nur eine Tätigkeit, bei der eine Aktivität mit dem Körper durchgeführt wird, die bestimmten Regeln und Vorgaben folgt, nicht jedoch planvoll und strukturiert sein muss. In der Tat denken die meisten Menschen, dass es ausreichen würde, ein wenig »Sport zu treiben«, um *fit* zu bleiben – was aber häufig nicht der Fall ist. Je jünger wir sind, desto eher trifft das zu, doch je älter wir werden, desto mehr sind wir darauf angewiesen, tatsächlich planvoll und strukturiert zu trainieren – nämlich zum Zweck des *Leistungserhalts*. Wir wollen *fit* sein und bleiben. Und dieses *fit* hat zunächst einmal nichts mit optischen Kategorien, mit Schönheitsidealen, Muskelbergen oder Körpernormen zu tun.

Fit sein ist primär *Funktion:* Es ist nicht mehr und nicht weniger als die Fähigkeit, eine Aufgabe zu erfüllen – und im Falle der meisten Menschen ist diese Aufgabe die, ihren Alltag problemlos bewältigen zu können, selbstständig und ohne fremde Hilfe, es ist die Aufgabe, in ihrer Freizeitgestaltung durch mangelnde Mobilität nicht eingeschränkt zu sein, und es ist die Aufgabe, sich in und mit dem eigenen Körper so wohlzufühlen, dass man sich zwang- und schamfrei in normaler menschlicher Gesellschaft bewegen kann.

Der amerikanische Physiotherapeut Kelly Starrett hat sehr treffend festgestellt:

> ***Wir leben in einer Welt, in der es leicht ist, den Blick dafür zu verlieren, warum wir eigentlich fit sein sollten. Um besser auszusehen? Um unseren Wettkampfgeist zu stillen? An beiden Motiven ist nichts auszusetzen. Aber wenn es auf das Wesentliche ankommt, gibt es keinen besseren Grund, als stark und gesund zu sein – für sich selbst und für die Menschen, die man liebt und die einen lieben.***[1]

---

1 Starrett 2023, S. 130.

Bin ich in der Lage, die Anforderungen, die mein alltägliches Leben an mich stellt und die ich annehmen möchte, zu bewältigen? Kann ich mit meinem Kind auf dem Boden spielen, ohne dass mir nach drei Minuten der Rücken wehtut? Oder ist schon der Weg vom Stand zum Boden ein Problem, weil ich ohne Festhalten gar nicht in der Lage bin, den Boden sicher zu erreichen? Schaffe ich es, mehrere Minuten am Stück Treppen zu steigen, ohne pausieren zu müssen? Bin ich in der Lage, Spaziergänge von 60 Minuten oder mehr zu absolvieren? Kann ich meinen Körper festhalten, wenn ich falle? Kriege ich den Bus, wenn ich noch 20 Meter entfernt bin und gerade die letzten Personen einsteigen? Kann ich meine Arme so weit über den Kopf heben, dass ich Dinge sicher in Fächern über mir verstauen kann?

Hinter diesen Fragen stehen Qualitäten körperlicher Leistungsfähigkeit oder auch *konditionelle Fertigkeiten* und letztlich ist das die Definition dessen, was Fitness wirklich ist. Ja, körperliche Fitness kann darüber hinausgehen, es kann Anforderungen und Zeiten geben, in denen einzelne Qualitäten wichtiger und andere weniger wichtig sind, aber im Kern sollten wir uns darüber klar werden, welche Aufgaben das Leben für uns bereithält und wie wir uns dafür fit halten können, sie zu meistern. Und genau dafür brauchen wir Training.

I. TRAINING – ODER: DIE WAS-WIE-WARUM-REGEL

Es gibt eine Geschichte aus meiner Jugend, an die ich mich gern erinnere. Meine Mutter schleppte riesige Säcke mit Blumenerde durch den kleinen Garten, hob Löcher aus und pflanzte etwas ein. Ich stand auf der Terrasse und sah ihr zu – bis sie mich bemerkte und mit hochrotem Kopf schrie: »Wenn du mir helfen würdest, könntest du dir dein überteuertes Fitnesszeug sparen! Wer richtig arbeitet, der braucht kein Fitnessstudio!«

Die Geschichte ist deshalb so gut, weil in ihr die meisten Missverständnisse über Training stecken, denen wir unterliegen. Etwa der Glaube, dass, wenn man sich schwer körperlich betätigen würde, die Muskeln schon wachsen werden; darin steckt die Überzeugung, dass Fitnesstraining ohnehin primär für Muskeln da ist; es steckt darin die Illusion, dass es ja letztlich egal sei, was man mache, es gehe ja nur darum, *irgendwas* zu machen, ob ich nun Blumenerde oder Hanteln hochhebe – schwer ist beides.

All das ist falsch – oder, besser: nicht ganz richtig. Und daher gehe ich an Training gern mit der Was-Wie-Warum-Regel heran, die aus drei einfachen Fragen besteht:

1. *Was* muss ich eigentlich für welche Anpassungen tun? Das heißt, wenn die gewünschte Anpassung mehr Kraft ist, reicht es dann, wenn ich meiner Mutter einen Sack mit Erde quer durch den Garten trage? Wenn aber meine gewünschte Anpassung mehr *Ausdauer* ist, hilft der Sack dann auch? Oder muss ich joggen gehen? Und wenn die gewünschte Anpassung eine bessere Figur ist – was auch immer das bedeutet –, was tut der Sack dann für mich?

2. *Wie* muss ich etwas tun, damit die gewünschten Anpassungen sich einstellen? Wie oft muss ich beispielsweise den besagten Sack durch den Garten tragen, damit meine Kraft mehr wird? Und wie oft, damit ich ausdauernder werde?

3. Und schließlich: *Warum* muss ich genau das auf diese Weise tun, damit die Anpassungen auch wirklich erreicht werden? Es ist hilfreich zu verstehen, was hinter der Idee steckt, den Sack fünfmal durch den Garten zu tragen, um stärker zu werden oder ausdauernder zu sein.

Die letzte Frage ist dabei die wichtigste, weil sie die Antwort auf die ersten beiden beinhaltet. Training hat für die meisten von uns eine der beiden Funktionen: Entweder wir *trainieren* etwas sehr Bestimmtes, für eine Sportart nämlich, oder wir trainieren, um uns *fit zu halten*, im oben kurz erläuterten Wortsinn.

Sich *fit zu halten* wird häufig gleichgesetzt mit Sport für die Herz-Kreislauf-Gesundheit – also Cardio-Training, meistens rät man hier zu Radfahren oder Schwimmen. Nur selten raten Ärzt:innen dazu, Säcke zu tragen. Die jüngere Generation hingegen hält sich fit mit schwer zu dechiffrierenden Anglizismen: High Intensity, Bootcamp, CrossFit, Calisthenics, Hyrox, Cycling und dergleichen mehr. Irgendwo dazwischen stehen die klassischen Sportvereine mit ihrem Angebot.

All das hat seine Berechtigung und ist wichtig, weil es Menschen in Bewegung bringt. Aber es ist verwirrend, weil man nicht weiß, wo man sich selbst einordnen soll. Man weiß nicht so recht, was wofür ist, wie man es ausführt und warum das so ist – deshalb brauchen wir die Was-Wie-Warum-Regel.

WAS-WIE-WARUM: CARDIO-TRAINING

Es ist hilfreich, zunächst einmal den Begriff Cardio-Training zu verstehen: Das kardiovaskuläre System, unser Herz-Kreislauf-System also, arbeitet immer. Während ich das schreibe, arbeitet mein kardiovaskuläres System nicht besonders hart, aber es arbeitet. Mein Herz schlägt, es wird Sauerstoff durch meinen Körper gepumpt, ich atme CO_2 (Kohlenstoffdioxid) aus.

Wenn mein Leben hauptsächlich aus Tätigkeiten wie Schreiben und ähnlich niedrigschwelligen Aufgaben besteht, wird mein Herz also größtenteils im immer gleichen Bereich arbeiten und immer dieselbe Menge Blut durch mein System pumpen – bis zu dem Zeitpunkt, an dem ich feststelle, dass ich einen Tick zu lange geschrieben und fast meinen Bus verpasst habe. Ich renne in den Flur, schmeiße mir die Jacke über, hechte die Treppe hinunter und sprinte zur Bushaltestelle. Im Gegensatz zu meinem sonstigen

Leben war das gerade eine Höchstleistung und mein Herz muss mehr schlagen, als es das jemals getan hat, vielleicht auch mehr, als es das kann – was bedeuten würde, dass nicht ausreichend Blut im System ist und ich schlimmstenfalls ohnmächtig werde (was, zugegeben, so schnell nicht passiert – aber: Mein Herz wurde dennoch ganz schön geschockt).

Damit mein Herz solche Situationen besser wegstecken kann, ist es sinnvoll, es zu trainieren. Das heißt: es etwas mehr zum Schlagen zu bringen, als es das tun muss, wenn ich nur sitze. Hier beginnt also kardiovaskuläres Training: wenn ich aufstehe und beginne, mich zu bewegen und für einen gewissen Zeitraum in Bewegung bleibe, mein Herz also für eine gewisse Zeit schneller schlagen muss als in Ruhe. Der Spaziergang ist deshalb die grundlegendste Form von Cardio-Training – und nach ihm folgen alle Formen von Bewegung, bei denen der Herzschlag gegenüber der normalen Ruheherzfrequenz erhöht ist und über einen bestimmten Zeitraum aufrechterhalten wird. Das bedeutet: Walken, Radfahren, Joggen, Tischtennis, Aqua-Jogging, Pilates – nahezu alle Sportarten sind (auch) Formen des kardiovaskulären Trainings. Sie alle wirken sich auf unser Herz-Kreislauf-System aus, weil es immer eine Komponente von Belastung gibt, die es aufrechtzuerhalten gilt. Bei Sportarten wie dem Gewichtheben oder dem Sprint ist die Belastungsdauer sehr kurz, aber hochintensiv, was bedeutet, dass unser Herz für einen sehr kurzen Zeitraum extrem viel tun muss, bei anderen Sportarten wie dem Radfahren ist sie sehr lang, dafür etwas weniger intensiv, weil wir nicht maximale Power auf einmal, sondern optimale Power für eine lange Zeit aufbringen müssen.

Auf dieser Basis lässt sich relativ leicht verstehen, was wir tun müssen, wenn wir unsere Herz-Kreislauf-Gesundheit verbessern wollen: *eine Bewegung, die unseren Herzschlag moderat beschleunigt, für relativ lange Zeit aufrechterhalten*. Das ist auch die Definition der Fähigkeit Ausdauer: eine moderate Leistung über einen langen Zeitraum aufrechterhalten bei minimaler Ermüdung. Wir können Tennis spielen, schwimmen, Rad fahren, wandern – Hauptsache, wir tun es, wir tun es mit etwa gleichbleibender Intensität und wir tun es regelmäßig.

Die Regelmäßigkeit fällt uns zudem deutlich leichter, wenn es sich um eine Form der Bewegung handelt, die uns nicht mit übermäßigem Muskelkater zurücklässt. Daher sollte jede Form des Starts von kardiovaskulärem oder Ausdauertraining immer recht niedrigschwellig sein – beispielsweise nicht direkt joggen, sondern erst einmal Spazieren oder schnelles Gehen.

Schritt für Schritt kann man sich dann an Bewegungen herantasten, die vom moderat erhöhten Herzschlag (Spazieren) zum stark erhöhten Herzschlag (zügiges Joggen) zum maximalen Herzschlag (Sprints) führen – wie ein Auto, das mal in der 30er-Zone, mal auf der Landstraße und mal auf der Autobahn fährt. Genauso wie ein gut gewartetes Auto alle Gänge und Geschwindigkeiten problemlos abrufen können sollte, sollte auch unser

Herz-Kreislauf-System in der Lage sein, alle Belastungsformen zu tolerieren, ohne überfordert zu sein.

Odies Alltag bildet genau das ab: Er wechselt natürlicherweise von völliger Ruhe über moderaten Trott zu Tempoläufen und manchmal kurzen Sprints, wenn er einen Hasen oder ein Eichhörnchen sieht. Er wechselt ständig das Tempo, den Gang und die Intensität – ohne Trainingsplan. Das ist einer der Gründe, warum Hunde relativ selten an kardiovaskulären Erkrankungen leiden und ihre Herrchen und Frauchen zumindest seltener als der Bevölkerungsquerschnitt.

Moderate Bewegung über einen längeren Zeitraum ist Cardio-Training – und damit per se etwas, was unserer Gesundheit zuträglich ist, weil unser Herz unter sehr kontrollierten Bedingungen arbeiten kann, der Puls leicht, aber nicht übermäßig erhöht ist und unser ganzes System in Bewegung ist, ohne über Gebühr belastet zu werden. Während eines solchen Ausdauertrainings verbraucht der Körper mehr Energie als in Ruhe, sowohl Kohlenhydrate wie auch Fette, und er wird nicht an den Punkt kommen, wo ihm keine Energie mehr zur Verfügung steht.

In den letzten Jahren haben Formen des hochintensiven Cardio-Trainings wie HIIT oder Tabata an Bedeutung gewonnen und ihnen wird viel nachgesagt hinsichtlich ihrer Wirkungen auf das Herz-Kreislauf-System und den Energieumsatz (»Fettverbrennung«, wie es in einschlägigen Medien gern heißt). Hier ist das Prinzip etwas anders: Ich belaste mich für einen kurzen Zeitraum sehr stark, was bedeutet, dass mein Herz plötzlich sehr viel und schnell schlagen muss, und erhole mich dann für einen bestimmten Zeitraum wieder. Innerhalb der kurzen Belastungsphasen habe ich einen sehr hohen Energieumsatz, der dann auch in den Erholungsphasen noch erhöht ist. So kann ich innerhalb eines kurzen Zeitraums – beispielsweise in 20 Minuten – viel Arbeit absolvieren, allerdings kann ich den Leistungsoutput nicht unendlich aufrechterhalten. Diese Form des Trainings ist deshalb wichtig, weil sie den oben erwähnten Sprint zum Bus simuliert: Mein Herzschlag ist nicht moderat erhöht, sondern nahe am Maximum – eine Belastungsform, die ich nur sehr kurz durchhalten kann, aber die mir dennoch zur Verfügung stehen sollte, zumindest, wenn mein Herz noch gesund ist. Klassische Formen, die neben HIIT diese hochintensive Cardio-Komponente abdecken, sind Sprints oder eben kurze Lauf-Intervalle gefolgt von längeren, sehr langsamen Ruhephasen.

Für diese Trainingsform gilt es jedoch einen wichtigen Aspekt zu bedenken: Wenn ich von einem inaktiven Lebensstil komme, das heißt, mein Herz es gewohnt ist, gemächlich und moderat zu schlagen, werde ich mir wenig Gutes tun, wenn ich plötzlich zu hochintensiven Intervallen wechsle. Wer also fortgeschritten ist und bereits eine gute Grundlagenausdauer hat (siehe Kapitel »Ausdauer – Die MAF-Regel«), kann solche Trainingsformen nutzen, um das Herz-Kreislauf-System zu belasten, allerdings ist zu beachten, dass die Ermüdung bei solchen Trainingsformen sehr hoch ist und die

Verletzungsgefahr damit steigen kann. Überlegen hinsichtlich der »Fettverbrennung« ist keine Methode, zumindest nicht, wenn es um Normaltrainierende geht.

WAS-WIE-WARUM: KRAFT-TRAINING

Hier kommt der zweite große Bereich ins Spiel, der häufig mit ganz vielen unterschiedlichen Begriffen umrissen wird: Fitnesstraining – Krafttraining – Bodybuilding – Muskelaufbau. Im Prinzip sind all diese Begriffsverwendungen Nuancen desselben Phänomens, das man einmal grundlegend verstanden haben sollte: Bewegung (worüber wir oben gesprochen haben) hat nicht nur eine Herz-Kreislauf-Komponente, sondern zusätzlich eine mechanische. Sie wird realisiert durch Muskeln, die das menschliche Skelett in Bewegung versetzen. Diese Muskeln spannen sich an, sie kontrahieren, und führen durch diese Kontraktionen die Bewegung aus. Das einfachste Beispiel ist der Oberarm: Ich greife ein Glas, mein Arm ist gestreckt, dann beuge ich den Arm und führe das Glas zum Mund, um zu trinken. In der Hauptsache geschieht das dadurch, dass mein Oberarmmuskel (der Bizeps) sich anspannt und so die Armbeugung realisiert.

Damit sollte klar sein: Jede Bewegung ist Muskeltraining. Bei jeder Bewegung sind Muskeln involviert und spannen sich an, um Bewegung zu ermöglichen.

Diese Involvierung von Muskeln setzt allerdings zwei Dinge voraus: erstens, dass Muskeln vorhanden sind, zweitens, dass Muskeln angesprochen werden oder aktiviert werden können.

Benutze ich Muskeln nicht, vollzieht sich demnach auch eine doppelte Degeneration: Mein Gehirn verlernt zusehends, die Muskeln anzusprechen und der Muskel selbst, der nicht mehr benutzt wird, bildet sich zurück – denn wozu soll der Körper stoffwechselaktives Gewebe unterhalten, das er nicht braucht? Der unbenutzte Muskel ist wie ein Untermieter, der kein Geld zahlt. Er kostet mich Strom, Heizung, Wasser und bringt mir keinerlei Mehrwert – weshalb ich versuche, ihn loszuwerden.

In dieser zweifachen Dimension von Muskeltraining liegt eine ganz wichtige Tatsache verborgen, die sehr häufig übersehen wird, wenn in der öffentlichen Diskussion über das Training von Muskeln gesprochen wird: Es handelt sich dabei keineswegs um eine rein körperliche, physische Tätigkeit, sondern primär um eine geistige Tätigkeit, um eine Aktivität des Gehirns. Krafttraining ist Hirntraining. In diesem Sinne kann man sagen, dass Training Kommunikation mit uns selbst ist. Denn während jeder Form von Training kommuniziert mein Gehirn mit seinen Außenstellen, den Muskeln, die ihrerseits Informationen an das Hirn zurücksenden.

Damit diese Kommunikation gelingen kann, muss mein Gehirn einerseits wissen, wohin es funken muss – ein langwieriger Lernprozess, der in der Regel ab dem Zeitpunkt beginnt, an dem wir auf die Welt kommen. Wir können Babys beobachten, wie sie mehr und mehr Gliedmaßen kontrollieren und einsetzen können, wir können dabei zuschauen, wie die Muskeln mehr und mehr beherrscht werden und Bewegung so erst ermöglicht und dann kontrolliert werden kann – so, dass sie mit fortschreitender Entwicklung koordiniert und zielgerichtet stattfinden kann. Während das Kleinkind zunächst nur seinen Arm ausstreckt, wird es schon bald die Hand in Richtung eines Ziels, eines Trinkbechers beispielsweise, ausstrecken und schließlich greifen. Bis hierher haben wir es also ganz allgemein mit der Verbesserung der Funkverbindung Hirn–Muskulatur zu tun.

Sobald der erste Griff gelingt, lernt das Hirn nicht mehr bloß, den Muskel anzusteuern, sondern die unterschiedlichen Teile des Muskels gezielt anzusprechen und Befehle zu geben – und zwar so, dass der Kraftakt »Becher anheben« gelingt. Denn ein Muskel ist nicht einfach eine große Masse, sondern eigentlich ein Oberbegriff für viele kleine Stränge, die Muskelfasern. Wie beim Tauziehen haben wir die meiste Kraft, wenn wir alle Muskelfasern auf einmal ansprechen können. Wenn also zehn Personen am Tau stehen, wird mehr Kraft aufgebracht, wenn alle zehn gleichzeitig ziehen. Dazu muss aber allen zehn gesagt werden, was ihre Aufgabe ist: nämlich ziehen. Zu Beginn mag es dazu kommen, dass nur eine Person, zwei, vielleicht drei Personen ziehen, während die anderen nicht wissen, was zu tun ist. Das Gehirn jedoch wird besser darin, seinen Tauzieher:innen Anweisungen zu geben, bis es ihm gelingt, alle zehn zum gleichzeitigen Ziehen zu bewegen.

Unser Kleinkind hat an dieser Stelle mit seinem Becher zwei Möglichkeiten: Es legt alle Anstrengung in den Versuch, den Becher mit einer Hand zu heben, womit es zunächst immer wieder scheitern, mit der Zeit jedoch kleine Erfolge haben wird. Zudem kann es einfach die andere Hand hinzunehmen und den Becher mit beiden Händen greifen und heben. Dieses beidarmige Heben wird es oft tun, immer und immer wieder. Und gleichzeitig wird es jedoch weiterhin versuchen, den Becher mit einer Hand zu heben – bis das irgendwann gelingt.

Was unser Laborkind uns zeigen soll, ist das Wechselspiel von Muskelaufbau und Kraftaufbau. Für das Kleinkind ist das Becherheben ein Maximalkraftakt, häufig muss es zu Beginn noch die andere Hand hinzunehmen, weil die Kraft eines Arms nicht ausreicht. Mithilfe der zweiten Hand kann es den Becher nun leichter anheben und tut das nicht einmal, sondern immer und immer wieder, bis die doppelte Muskelkraft auch erschöpft ist. Das Hirn erkennt gleichzeitig, dass es zielgerichteter wäre, den Becher mit einer Hand anheben zu können, und wird daran arbeiten, wie im obigen Beispiel mit dem Tauziehen, alle Muskelfasern, die es hat, zu aktivieren.

Mit der Zeit wird aus dem Trinkbecher jedoch ein Glas – und die zehn Personen reichen nicht mehr aus, um das Tau zu ziehen, selbst unter optimalen Anweisungen vom Gehirn. Wir holen uns eine weitere Person hinzu – das heißt, das Gehirn gibt Anweisung, dass mehr Muskelfasern benötigt werden, die dann unter Zuhilfenahme von Baustoffen – Nahrung – aufgebaut werden. Der Muskel wächst.

Somit ist die Basis von Bewegung durch Muskeln ein ständiges Wechselspiel von besserer Kommunikation mit der Muskulatur, die bereits vorhanden ist (das ist der Aspekt Kraft), und dem Aufbau von neuem Muskelgewebe, um die Aufgaben, die an den Körper gestellt werden, besser absolvieren zu können (das ist der Aspekt Muskelaufbau).

Anhand dieser groben Skizze lassen sich nun die unterschiedlichen Nuancen von Muskeltraining besser verstehen.

Im Bodybuilding geht es darum, neues Muskelgewebe möglichst gleichmäßig über den Körper verteilt aufzubauen und die einzelnen Muskeln des Körpers optisch sichtbar herauszuarbeiten. Der Fokus liegt also auf dem Aufbau von Muskulatur und nicht so sehr darauf, die vorhandene Muskulatur möglichst effizient nutzen zu können. Das erklärt, wieso man in den Medien häufig Beiträge findet, die »das effektivste Po-Workout« oder die »beste Übung für den Bizeps« heißen, weil ambitionierte Bodybuilder:innen oder Wissenschaftler:innen mit verschiedenen Methoden Übungen oder Belastungsformen finden, die besonders effektiv einen Muskel belasten und ihn zum Wachstum anregen.

Im Gewichtheben hingegen geht es darum, die vorhandene Muskulatur möglichst zielgerichtet einsetzen zu können, um ein bestimmtes Gewicht anzuheben. Um diese besondere Anforderung überprüfbar zu machen, gibt es Gewichtsklassen, mit denen sichergestellt wird, dass bei denjenigen, die gegeneinander antreten, in etwa dieselbe Masse an Muskulatur vorhanden ist und tatsächlich getestet werden kann, wie diese Muskulatur rekrutiert wird. Je besser die vorhandene Muskulatur rekrutiert werden kann, desto mehr Kraft ist vorhanden, denn Kraft ist die Fähigkeit des Gehirns, die Ressourcen, die vorhanden sind, möglichst vollumfassend nutzen zu können.

WAS-WIE-WARUM: FITNESS-TRAINING

Nahezu alle anderen Sportarten befinden sich irgendwo zwischen diesen beiden Extremen. Jede Sportart braucht ein bestimmtes Minimum an Muskelmasse, die möglichst effizient angesteuert werden kann, um die Bewegungen, die die Sportart verlangt, bestmöglich umsetzen zu können.

Jede Sportart ist demnach auch eine Form der Spezialisierung. Bewegung wird so häufig wiederholt, bis der Körper sie perfekt beherrscht und sie mit möglichst geringem Energieaufwand möglichst zielgerichtet ausführen kann, wobei zielgerichtet vieles sein kann: schnell wie beim Sprint, anhaltend wie beim Ballett, präzise wie beim Dart. Ganz allgemein gesprochen lässt sich sagen, dass, je höher die Beschleunigung und die wirkenden Kräfte des Sports sind, mehr Kraft nötig ist – so wie beim Sprint oder beim Kugelstoßen –, während bei lang andauernden, dafür weniger schnellen Sportarten wie dem Radfahren eine Grundkraft ausreicht, dafür natürlich die Herz-Kreislauf-Komponente überwiegt.

Fest steht jedoch, dass für alle Sportarten ein gewisses Maß an Kraft vonnöten ist, ein Mindestmaß an Muskulatur und natürlich eine bestimmte Form der Abfolge von dauerhafter Bewegung mit längeren oder kürzeren Pausen vorkommt – also spezifische Anforderungen an das Herz-Kreislauf-System gestellt werden.

Eine Fußballerin in der Verteidigung beispielsweise muss ein gewisses Maß an Kraft im Zweikampf und beim Wegschlagen des Balls aufbringen, sie braucht eine gewisse Muskelmasse, damit das Hirn diese Kraftanstrengung abrufen kann, und sie braucht ein Herz-Kreislauf-System, das es ihr ermöglicht, stark zu beschleunigen, im Kampf um den Ball mit Energie versorgt zu sein und möglicherweise noch einen kurzen Schlussspurt hinzulegen, um den Ball aus der Gefahrenzone zu bringen, womit sie vielleicht zwei bis drei Minuten durchgehend in Bewegung war, bevor sie sich erholen kann, während ihre Mannschaft im Angriff ist.

Diese unterschiedlichen Anforderungen an den Körper müssen trainiert werden, weshalb ein sportartspezifisches Fitness-Training zum Ziel hat, die Komponenten Kraft, Muskulatur, Ausdauer und Technik genau in dem Maße zu entwickeln, wie es für den Sport notwendig ist. Die Sportlerin sollte also möglichst *funktional fit* für ihren Sport sein.

Und genau dasselbe trifft auf uns Alltagsathlet:innen zu. Wenn wir uns *fit halten* möchten, dann möchten wir das im oben definierten Wortsinne. Wir wollen fit sein für die Anforderungen, die Alltag und Leben an uns stellen. Und für diese Anforderungen reicht es eben nicht, nur das kardiovaskuläre System zu trainieren, weil sonst jeder Einkauf von Getränkekisten zur Herausforderung wird. Die muskuläre Komponente ist wichtig, weil sie uns Bewegung ermöglicht und gleichzeitig unsere vulnerablen Strukturen wie Gelenke, Bänder und die Wirbelsäule vor Verletzungen schützt.

Wer zum Beispiel regelmäßig joggen geht, belastet seine Strukturen mit jedem Schritt mit dem Drei- bis Fünffachen des Körpergewichts. Das können 300 bis 400 kg sein, die auf den Körper wirken. Beim Squash und Tennis sind die Kräfte, die vor allem auf die Knie, aber unter Umständen auch auf die Schulter wirken, noch höher. Beim Tanzen schließlich muss ich den Körper für mehrere Minuten in einer perfekten Position halten. Kurz gesagt: In allen Fällen brauche ich ein gewisses Maß an Stabilität, um wirkende Kräfte abfedern oder optimale Positionen halten zu können, ohne dass Hilfsmuskulatur übernehmen muss, die ihrerseits sehr schnell überlastet und dann chronischen Überlastungserscheinungen Tür und Tor öffnet.

Krafttraining ist demnach, für Profi- genauso wie für Alltagsathlet:innen, letztlich Verletzungsprophylaxe. Es geht nicht darum, ein Maximum an Muskulatur aufzubauen, sondern ein Optimum an Stabilität zu gewährleisten, um möglichst verletzungsfrei und bewegungsoptimiert arbeiten zu können.

Das Optimum nun orientiert sich an den Anforderungen der Sportart oder eben an den Anforderungen, die unser tägliches Leben an uns stellt, das wir genauso verletzungs- und möglichst schmerzfrei absolvieren möchten. Diese Anforderungen sind zum Teil extern – beispielsweise durch den Beruf – definiert, häufig aber auch intern, durch Erwartungen, die man an sich selbst hat: selbstständig einkaufen, Treppen steigen, mit Freund:innen wandern gehen können, einen Zehn-Kilometer-Lauf absolvieren oder sein Enkelkind in die Luft werfen und fangen können wie einen Basketball.

Die Anforderungen für sich zu kennen und zu definieren, also das *Warum* zu finden, ist der entscheidende Schritt, um das *Was* und das *Wie* entwerfen zu können. Dabei helfen die folgenden Kapitel zu Mobilität, Kraft, Ausdauer, Explosivität und Beweglichkeit. Sie helfen dabei, Entwicklungsfelder der eigenen Fitness zu erkennen. Denn Training einfach um des Trainings willen funktioniert – aber nur für ungefähr sechs Wochen. Danach ist es ratsam, einen Grund zu haben, für den man es tut, und einen Plan, wie man dort hinkommt.

Unsere Herausforderung besteht darin, diesen Grund zu benennen, also das Ziel zu definieren, und den Plan zu entwickeln – und somit der *Was-Wie-Warum-Regel* zu folgen.

Kehren wir zum Abschluss für einen kurzen Moment in den heimischen Garten zurück: Da wir das *Warum* verstanden haben, können wir nämlich jetzt die Fragen nach dem *Was* und dem *Wie* beantworten.

Wenn meine gewünschte Anpassung mehr *Kraft* ist, dann suche ich mir den schwersten Sack im Garten, ich stelle mich vor ihn, konzentriere mich maximal, versuche meinem Gehirn zu sagen, dass es jede Muskelfaser ansteuern soll, umschlinge ihn und – hebe ihn hoch, halte kurz, lasse ihn kontrolliert wieder ab. Ich pausiere und wiederhole das für einige Durchgänge. Denn wenn ich Kraft aufbauen will, brauche ich ein sehr schweres Gewicht, das ich unter maximaler Muskelrekrutierung und vollem Fokus, aber mit möglichst geringer Ermüdung und guter Erholung, einige Male anhebe.

Wenn es mir aber, wie meine Mutter dachte, um mehr Muskeln geht, dann muss ich eine vor allem *körperliche Reaktion* erzeugen und meine Muskeln »schocken« und erschöpfen. Ich nehme demnach einen relativ schweren Sack, aber nicht den schwersten, und hebe ihn einige Male hintereinander an, so, dass meine Muskeln wirklich erschöpft sind, brennen und eigentlich nicht mehr wollen. Ich pausiere relativ kurz und wiederhole das noch zwei- oder dreimal, bis meine Muskeln wirklich nicht mehr können.

Sogar wenn meine gewünschte Anpassung mehr *Ausdauer* ist, kann mir der Sack mit Erde helfen – in diesem Fall allerdings der leichteste. Denn wenn ich den Sack hochhebe, sollte das für meine Muskeln kein Problem sein, nur wenn ich ihn dann durch den Garten trage, sollte ich merken, dass mein Puls nach oben kommt. Jetzt tritt auf, was wir oben festgestellt hatten: Mein Herz muss mehr und häufiger schlagen, ich trainiere meine Ausdauer. Den Sack trage ich nun, zum Leidwesen meiner Mutter, einige Minuten hin und her, pausiere kurz und wiederhole das einige Male mit dem Ziel, der Belastung immer länger standhalten und die Ermüdung gering halten zu können.

So zeigen sich am Ende zwei Dinge. Training muss nicht schwer sein, wenn man die Grundlagen dahinter verstanden hat – und: Meine Mutter hatte scheinbar doch recht. Immerhin das hätte man ahnen können.

> *ALLTAGSTIPP:*
>
> *Wer sein Sportprogramm planen, aber sich nicht zu viel mit Details beschäftigen möchte, kann mit einer einfachen Formel arbeiten: 2-mal Krafttraining, 2-mal Ausdauertraining (1-mal lang und langsam, 1-mal kurz und schnell), 1-mal Beweglichkeitstraining. Damit sind alle obigen Komponenten gleichermaßen abgedeckt. Kraft und Beweglichkeit können am selben Tag, die Ausdauer sollte an einem separaten Tag trainiert werden.*

2. DIE 100-JÄHRIGEN-OLYMPIADE – ODER: DIE KPI-REGEL

Key Performance Indicators (KPIs) oder Leistungskennzahlen sind betriebswirtschaftliche Größen, um Fortschritt und Erfüllungsgrad von Projekten hinsichtlich des gesetzten Ziels zu messen und zu evaluieren.[2]

KPIs sind nützliche Tools zur Bestimmung des Status quo, um zu jedem Zeitpunkt eine grobe Idee davon zu haben, wo das Unternehmen oder das Projekt steht, und auf dieser Basis Entscheidungen für die Zukunft treffen zu können. Das macht sie zu Hilfsmitteln für alles unternehmerische Handeln und Entscheiden.

Das Konzept der KPIs lässt sich in seiner Grundidee relativ leicht auf privatere Lebensbereiche übertragen: auf die Hundeerziehung (ich möchte, dass mein Hund die Kommandos »Sitz«, »Platz« und »Lauf« kennt und auf sie hört), auf die Partnerschaft (für eine funktionierende Partnerschaft definieren wir eine bestimmte Anzahl an gemeinsamen Abenden pro Monat, gemeinsame Urlaubstage, Unternehmungen u. Ä.), auf Finanzen oder auch auf die körperliche Gesundheit (Kennzahlen haben, ob ich körperlich gesund und leistungsfähig bin).

Das KPI-System wurde in den letzten Jahren von der Forschung zwar wiederholt auf das Gesundheitssystem[3] und die Evaluation von Prozessen zur Gesundheitsoptimierung angewendet,[4] aber nicht auf das Individuum und die persönliche Evaluierung der eigenen körperlichen Leistungsfähigkeit.

2 Key Performance Indicator, in: Gabler Wirtschaftslexion, online unter: https://wirtschaftslexikon.gabler.de/definition/key-performance-indicator-kpi-52670 (25.01.2024).

3 DiCostanzo et al. 2022.

4 Fetene et al 2019; Burlea-Schiopoiu et al. 2020.

Interessanterweise ist der einzige Key Performance Indicator, wenn wir uns in unseren Körpern durch den Alltag bewegen, eine vage Wahrnehmung davon, ob wir Schmerzen haben oder nicht bzw. ob wir uns »fit fühlen« oder nicht. Dieses subjektive Empfinden hängt von zahllosen Faktoren ab – vom Nachtschlaf, dem Weg zur Arbeit, der Ernährung und vielen anderen Dingen – und ändert sich von Tag zu Tag.

Wenn meine einzige Kennzahl meiner körperlichen Leistungsfähigkeit aber die ist, wie ich mich am Tag fühle, ist es schwer, zukunftsorientierte Entscheidungen zu treffen. Stehe ich montags mit Rückenschmerzen auf und nehme mir vor, einen Termin beim Physiotherapeuten zu buchen, habe aber nachmittags nur noch leichte Kopfschmerzen, vergesse ich den Physiotermin vorläufig und nehme eine Aspirin. So kann es vorkommen, dass ich über Wochen, Monate oder Jahre immer mal wieder Rückenschmerzen habe, aber nie ins Handeln komme, weil ich lediglich situativ entscheide.

Was aber sind unsere KPIs, welche »Unternehmensziele« legen wir für uns fest?

Der amerikanische Mediziner Peter Attia, der sich in seinem 2023 erschienenen Buch *Outlive*[5] ausführlich mit den besten Gesundheitsstrategien für ein langes Leben auseinandergesetzt hat, hat dort die Vorstellung vom »Centenarion Decathlon«, der 100-Jährigen-Olympiade, formuliert: Genau wie Athlet:innen für die nächsten Olympischen Spiele trainieren, sollten wir für unsere 100-Jährigen-Olympiade trainieren. Die Disziplinen? Legen wir selbst fest.

Dahinter steht die Frage danach, was ich mit 100 Jahren noch körperlich zu leisten imstande sein möchte – und genau das sind unsere KPIs. Der große Vorteil der Idee ist, dass es ein konkretes Datum gibt und konkrete Ziele, die zu diesem Datum erreicht sein sollen. Auf dieser Basis lässt sich ein Weg dorthin festlegen – womit Training, Bewegung und Sport nicht nur für den abstrakten Begriff »Gesundheit« wichtig sind, sondern für ein ganz konkretes und fassbares Ziel.

Eine passionierte Läuferin möchte vielleicht auch mit 100 Jahren noch in der Lage sein, schmerzfrei joggen gehen zu können – sie täte also gut daran, Jahr für Jahr sicherzustellen, dass ihre Hüfte und Knie sich noch ohne Schmerzen bewegen lassen, dass sie Ausfallschritte ausführen und Treppen steigen kann, ohne aus der Puste zu kommen.

Die meisten von uns würden gern mit ihren (Ur-)Enkeln im Garten spielen können – eine gute Idee ist es also, schon früh sicherzustellen, dass man noch problemlos in die tiefe Hocke gehen kann, dass man die Arme schmerzfrei über den Kopf strecken kann und dass man mehr als einmal den Garten auf und ab laufen kann, ohne auf externen Sauerstoff angewiesen zu sein. Wenn man nun noch, weil es den Spaßfaktor erhöht, die Kinder durch die Luft werfen möchte wie einen Basketball (was ich grundsätzlich nicht empfehle), ist es womöglich sinnvoll, in der Lage zu sein, auch noch ein gewisses Gewicht über dem Kopf halten zu können.

5 Attia 2023.

Ich persönlich will auch mit 100 Jahren noch in der Lage sein, Treppen zu steigen, Einkäufe zu tragen und meine Schränke einzuräumen – Selbstverständlichkeiten mit 30, ein hehres Ziel für 100.

Key Performance Indicators für die eigene körperliche Leistungsfähigkeit sind in jedem Fall hochgradig individuell, und jede:r sollte für sich selbst entscheiden können, welche Fähigkeiten ihm oder ihr wichtig sind. Aber der Weg dorthin, sich also zu überlegen, was man zu leisten in der Lage sein möchte und muss, ist in sich wertvoll und sagt deutlich mehr über unseren Status quo der körperlichen Gesundheit als die meisten elaborierten Tests, die medial kolportiert und verkauft werden.

KPIs sind somit Selbstreflexion (was erwarte ich eigentlich von meinem Körper?) und sind Zielsetzung (was möchte ich mit meinem Körper erreichen?).

Im Hinblick auf körperliche Gesundheit von Kennzahlen zu sprechen, hat natürlich den schalen Beigeschmack von Selbstoptimierung und ständiger Selbstperfektion, ist aber im Grunde das genaue Gegenteil. Denn um dem Selbstoptimierungswahn *nicht* zu verfallen, sondern sich selbstbewusst auf die eigenen Fähigkeiten und Fertigkeiten verlassen zu können, funktioniert nur, wenn ich weiß, welche Fähigkeiten und Fertigkeiten ich eigentlich von mir erwarte, wo ich in Bezug auf meine Erwartungen stehe und was ich tun muss, um genau diese Fähigkeiten und Fertigkeiten zu erhalten.

Meine Minimaldefinition von KPIs, die ich als nahezu universell gültig erachte, ist dabei relativ einfach.

Zunächst ist es sinnvoll, sich die alltäglichen Anforderungen an unsere Körper kurz vor Augen zu führen: Dinge hochheben. Dinge halten und tragen. Hinsetzen und aufstehen. Beschleunigen und abbremsen, schnell reagieren, sich selbst festhalten können. Rotationen, Beugungen, Streckungen der Wirbelsäule.

Wenn ich all das machen muss, ist klar, was ich können muss – was also meine KPIs darstellt:

- die Fähigkeit, sich in die tiefe Hocke zu setzen, ohne umzufallen.
- in der Vorbeuge mit den Fingerspitzen zumindest bis auf Knöchelhöhe zu kommen.
- die Arme über dem Kopf ausstrecken zu können, sodass die Oberarme parallel zu den Ohren sind und der untere Rücken nicht überstreckt wird.
- auf einem Bein stehen zu können.
- an einer Stange zu hängen und mein Gewicht halten zu können.
- 60 Minuten am Stück gehen zu können, und, sofern das Alter das noch zulässt, 30 Minuten am Stück joggen.
- einen Ball fangen und zurückwerfen zu können.
- vom Boden ohne Hilfe aufstehen zu können.
- ein schweres Gewicht mit geradem Rücken vom Boden sicher aufheben zu können.
- ein schweres Gewicht in jeder Hand für 60 Sekunden am Stück zu tragen.

Interessanterweise verbergen sich hinter diesen grundlegenden körperlichen Anforderungen die Grundübungen des Krafttrainings: die tiefe Hocke ist die Kraftübung der Kniebeuge; etwas aufheben zu können, ist im Training das Kreuzheben; das Ausstrecken der Arme überkopf trainieren wir mit dem Überkopfdrücken; das Werfen des Balls finden wir unter anderem im Bankdrücken wieder; sich an einer Stange halten zu können ist essenziell für den Klimmzug; das Tragen von Gewicht sind sogenannte Loaded Carries – und alle anderen KPIs sind Variationen und Kombinationen dieser Übungen.

Wer 20 ist und sich diese Anforderungen an die körperliche Fitness ansieht, wird vielleicht müde lächeln.

Wer sie sich aber erhalten hat, wenn er 60, 70 oder 80 ist, wird überlegen lachen.

Weil es sicher ein sehr gutes Gefühl ist, zu wissen, dass man das Enkelkind zwar nicht herumwerfen *sollte* wie einen Basketball, es aber könnte, wenn man wollte.

> ALLTAGSTIPP:
>
> *Wem die 100-Jährigen-Olympiade ein zu abstrakter Gedanke ist, darf sich mit einem einfachen Trick helfen: Welche körperlichen Fertigkeiten würde ich gern erhalten bis ins hohe Alter und welchen Aktivitäten würde ich gern sehr lange nachgehen? Daraus ergeben sich – möglicherweise in Rücksprache mit einem Experten oder einer Expertin – die individuellen KPIs.*

EMPFOHLENE KPIS FÜR DIE GRUNDÜBUNGEN

- ☐ *Kreuzheben – eigenes Körpergewicht*
- ☐ *Kniebeugen – mit 80 % des eigenen Körpergewichts als Zusatzgewicht*
- ☐ *Bankdrücken – Männer 66 %, Frauen 50 % des Körpergewichts*
- ☐ *Überkopfdrücken – Männer 50 %, Frauen 33 % des Körpergewichts*
- ☐ *Hängen – 1 Minute; Klimmzug – Frauen 1, Männer 5*
- ☐ *Tragen – 33 % des eigenen Körpergewichts in jeder Hand für 1 Minute tragen können*
- ☐ *Einbeinstand – 30 Sekunden pro Bein*

3. TRAININGSPLANUNG – ODER: DIE LEBENSABSCHNITTS-REGEL

Auch wenn wir wissen, *dass* wir etwas tun sollten, und sogar wissen, *wofür* wir es tun, stellt sich immer noch die Frage nach dem *Was*. Die meisten Menschen, die sich in einem Fitnessstudio anmelden und einen Trainingsplan beginnen, denken in Sechs-, Acht- vielleicht Zwölf-Wochen-Fenstern: Werde ich damit in den nächsten Wochen oder Monaten ein paar Muskeln aufbauen oder Gewicht abnehmen? Aber die wenigsten denken in größeren Zusammenhängen.

Wer sich dafür entscheidet, mit (Kraft-)Training zu starten, tut das nicht, weil seine oder ihre große Leidenschaft das Training selbst ist, sondern weil das Training dazu dienen soll, in etwas anderem besser zu werden oder um Fortschritte in anderen Bereichen zu erzielen.

Wir gehen, als Beispiel, primär deshalb Golf spielen, weil es uns Spaß macht (und sekundär vielleicht, weil wir gehört haben, dass es gesund ist, vier Stunden an der frischen Luft zu sein), aber wir setzen uns in einem klimatisierten Studio nicht an ein seltsam aussehendes Gerät, weil wir dabei vor Freude quietschen würden, sondern weil wir uns erhoffen, dadurch weniger Rückenschmerzen zu haben. Oder stärker zu werden. Oder schneller. Oder muskulöser. Oder schlanker. Oder etwas ganz anderes. Und dieses Ziel, das wir mit unserem Gang ins Fitnessstudio verfolgen, variiert – es variiert je nach Lebenssituation, nach Erfahrungen und vor allem nach unserem Lebensalter.

Daher ist es ein Irrglaube, wir könnten zu jeder Zeit unseres Lebens in einem Fitnessstudio an denselben Maschinen sitzen und dasselbe tun – das wird nicht nur langweilig, sondern ist auch ineffizient.

Was wir brauchen, ist eine Struktur. Und diese Struktur gibt uns eben unser Alter. Wir können und sollten unsere körperliche Bewegung über unsere Lebensabschnitte hinweg periodisieren, ganz wie Krafttraining periodisiert, das heißt strukturiert, wird.[6]

Plant man Training, gibt es eine Phase der Akkumulation, in der Grundlagen vermittelt werden und erst einmal Volumen aufgebaut wird, dann folgt eine Phase der Intensifikation, in der die Grundlagen vertieft werden und Intensität erhöht wird, wiederum gefolgt von einer Phase der Transformation, in der die erarbeiteten und intensivierten Grundlagen in sportartspezifische Qualitäten überführt werden.[7]

Wir können diese grobe Periodisierungsstruktur auf eine Lebenszeit übertragen und somit Training und Bewegung sinnvoll über das Leben verteilen – und sollten das auch tun.

6 Zur Periodisierung Lorenz et al. 2010; Bompa 1994.
7 Issurin 2010.

Ich nenne dieses Prinzip die Lebensabschnitts-Regel. Jeder Lebensabschnitt folgt etwas eigenen Regeln und setzt unterschiedliche Schwerpunkte, alle folgen jedoch dem übergeordneten Ziel, in der 100-Jährigen-Olympiade einen der vorderen Plätze zu belegen.

In den ersten eineinhalb Dekaden, also bis zur Vollendung des 15. Lebensjahres, ist es sinnvoll, Kindern und Heranwachsenden so viele Möglichkeiten zur Bewegung zu geben wie möglich. Ballsportarten, Sportarten, die auf Kraft und Koordination mit dem eigenen Körper abzielen, aber auch Denksportarten wie Schach – je breiter die Basis, desto mehr *akkumulierte Fähigkeiten und Fertigkeiten*.

Der Hintergrund sind zwei Dinge: zum einen Bewegungserfahrung – je breiter die Bewegungserfahrung, desto besser. Auch Krafttraining und speziell Gewichtheben sollte und darf in dieser Lebensphase stattfinden,[8] denn auch wenn man früher glaubte, dass dadurch das Wachstum eingeschränkt werde oder die Heranwachsenden vor andere Probleme gestellt würden: Nichts davon ist der Fall. Im Gegenteil, gerade das auf komplexe Bewegungsmuster setzende, Mobilität und Stabilität verbindende Gewichtheben bietet Kindern und Jugendlichen viele Vorteile.[9]

Ballett und Tanzen, Fußball und Karate, das Spektrum sollte möglichst breit und allumfassend sein und einen Fokus darauf setzen, dass unterschiedlichste Formen des sportlichen Bewegens abgebildet werden. In dieser Phase ist ein strukturiertes Training, wie oben vorgestellt, weniger wichtig als die spielerische Komponente der einzelnen Sportarten. Es geht dezidiert nicht darum, dass das Kind in jedem Bereich zur Meisterschaft kommt – es sollte lediglich (Bewegungs-)Erfahrungen sammeln. Bewegungserfahrung bildet das Nervensystem aus, und was in diesen jungen Jahren gelernt wurde, kann jederzeit reaktiviert werden. Selbst wer ab Mitte 20 keinen Sport mehr treibt und mit 50 neu anfangen muss, der wird sich immer leichter tun, wenn die Grundlagen in der Jugend gelegt wurden.

Der andere Grund ist Routinenbildung. Je fester Bewegung ein Teil des Alltags ist, desto eher wird sie das immer bleiben.

Nach dieser Akkumulationsphase folgt eine *Intensifikationsphase*, die etwa von 16 bis 35 dauert und in der in der Regel ein oder mehrere spezifische Sportarten gefunden werden, die mit Leidenschaft verfolgt werden. Die Struktur des Trainings und der Bewegungen folgt dieser primären Leidenschaft und gibt vor, was an zusätzlichem Training notwendig ist.

Für diese Zeitspanne gilt grundsätzlich, dass die Regeneration noch recht gut ist und der Körper viel verträgt – weshalb es hier auch durchaus sinnvoll ist, mit Intensität zu trainieren. Man tut gut daran, in diesem Zeitraum viel Kraft aufzubauen, also echtes,

---

8 Zawieja / Oltmanns 2011.
9 Vgl. Comfort et al. 2023.

strukturiertes Krafttraining zu betreiben. Man tut gut daran, seine Fast-Twitch-Muskelfasern (also die Muskelfasern, die für kurze, schnelle Bewegungen zuständig sind) zu aktivieren und zu fordern, mit Sportarten, die Schnelligkeit und Explosivität trainieren.

In der zweiten Hälfte dieser Phase beginnt das Leben aber auch »ernst« zu werden – mehr Verantwortung, Familie, finanzielle Sorgen und Absicherung, was gleichzeitig die Ressourcen für andere Dinge reduziert. Daher ist es ratsam, sich in dieser Lebensphase eine feste Trainingsroutine anzueignen – Joggen montags, Yoga mittwochs, Krafttraining freitags oder ähnliche Strukturen. Feste Zeiten, zu denen die elementaren Anforderungen – Ausdauer, Kraft, Beweglichkeit – mit einfachen, aber effektiven Routinen, die einem liegen, gefördert werden.

Gerade in dieser Phase ist es in jeder Hinsicht sinnvoll, sich die grundlegenden Kraftübungen – wie sie im Kapitel zur 100-Jährigen-Olympiade skizziert sind – anzueignen und vollständig zu verinnerlichen, um sie später bei Bedarf aus dem eigenen Repertoire abrufen zu können.

Denn ab 35 beginnt eine *Transformationsphase*, die ich bis etwa 55 ansetze. Zwischen 35 und 55, davon bin ich überzeugt und auch die Literatur beschreibt Ähnliches, werden die Grundlagen des Alterns gelegt. Ab 35 beginnen kleine Baustellen aufzubrechen, es beginnen sich die Kernprobleme herauszukristallisieren, die wir bis ins Alter mit uns tragen.

Die Hüfte beginnt, bei bestimmten Bewegungen zu schmerzen. Der untere Rücken tut häufiger weh, die Schulter lässt sich in manchen Situationen nicht mehr schmerzfrei heben. Der entscheidende Punkt ist, dass wir uns jetzt in einem Alter befinden, in dem das nicht mehr von selbst weggeht – und gleichzeitig in einem Alter, in dem wir sehr viel anderes zu tun haben, als einmal täglich drei Übungen für die Schulterbeweglichkeit zu machen. Aber genau das sind die beiden Jahrzehnte, in denen es darum geht, die körperlichen Grundlagen tragfähig für das Alter zu machen. Wann immer ich Kund:innen frage, wann bestimmte Kleinigkeiten begonnen haben, ist die Antwort in nahezu jedem Fall irgendwann zwischen 35 und 55 – zumindest ist jedes Problem, das jetzt chronisch wird, hier zum ersten Mal aufgetreten.

In diesen beiden mittleren Lebensdekaden ist es von nahezu unschätzbarem Wert, sich um diese Baustellen spezifisch zu kümmern und somit eine *Transformation* einzuleiten. *Während in der vorigen Lebensphase die Spezifik vor allem durch die individuellen Interessen bestimmt war, ist sie in dieser Lebensphase definiert durch die individuellen Notwendigkeiten*. Wer bis 35 primär Yoga gemacht hat und über sehr unzureichende Kraftwerte verfügt, tut gut daran, jetzt Krafttraining zu implementieren; wer primär Ausdauersport betrieben hat, sollte jetzt anfangen, Schnellkraft- und Maximalkraftelemente zu integrieren; wer sich bisher kaum bis gar nicht um die Beweglichkeit gekümmert hat, sollte nun beginnen, spezifisches Beweglichkeitstraining einzufügen.

Viele scheitern an den externen Gegebenheiten, die das Leben mit sich bringt – was allerdings meistens nicht der Fall ist, wenn sie im Zeitraum zuvor ihre Routinen habitualisiert und die Grundübungen erlernt haben. Ich empfehle, Termine mit sich selbst zu vereinbaren, in denen ein Training der Basics stattfindet, was vor allem bedeutet, die schwachen Gelenke zu stabilisieren und die schmerzenden Gelenke zu mobilisieren. Acht bis zehn Monate im Jahr ist es ratsam, sich vollständig auf die Basics zu konzentrieren – und im restlichen Zeitraum kann es ein schöner Anreiz sein, sich selbst bestimmte Ziele zu setzen. Es muss nicht gleich der Ironman sein, es reicht der Fünf-Kilometer-Lauf im nächsten Ort. Externe Ziele helfen dabei, etwas strukturierter und ambitionierter zu trainieren und für gewisse Zeiträume das eigene Training zu priorisieren.

Nach 55, wenn der Rückgang von Kraft und Muskelmasse einsetzt, sollte dem spezifisch entgegengewirkt werden – mit Bodybuilding. Wir sprechen hier nicht von Muskelbergen, aber gezieltem Aufbau der Muskulatur unter kontrollierten Bedingungen. Mit den klassischen Vorschlägen wie ein wenig sanftes Stabilitätstraining ist wenig gewonnen – wir müssen Muskulatur aufbauen oder sie erhalten.

Muskeln sind das größte und wichtigste Stoffwechselorgan, das wir haben. Sie regulieren Blutzuckermanagement, Blutdruck, den Fettstoffwechsel, sie bewegen uns durch unseren Alltag und schützen gleichzeitig die Gelenke davor, zu überlasten. Sie regulieren das Immunsystem, indem sie die Proteinbiosynthese anregen und unserem Körper helfen, Eindringlinge zu bekämpfen. Sie sorgen für mehr Trittsicherheit und beugen Stürzen vor. Sie verhindern Osteoporose und nicht zuletzt tragen sie zu einem fitteren Herz-Kreislauf-System bei.[10] Muskeln helfen sogar dabei, Altersdepression zu verhindern.[11]

Aber: Muskeln vergehen. Der Körper baut sie ab, wenn er sie nicht mehr braucht, und je älter der Körper wird, desto schneller tut er das. Wir beginnen irgendwann in den 30ern, an Kraft zu verlieren. Ab 50 wird dieser Kraftverlust deutlich sichtbar und zwischen 60 und 70 *fällt* die Kraft regelrecht ab.[12]

Konkret gesagt: Wir bauen zwischen 20 und 30 Muskulatur auf, sind um die 40 auf dem Höhepunkt und verlieren dann etwa 8 % pro Dekade (0,5 %–1 % pro Jahr), bis wir ungefähr 70 sind, dann geht der Verlust noch rapider mit 15 % pro Dekade.[13] Der Kraftverlust ist noch erschreckender: 3–4 % pro Jahr bei Männern, 2,5–3 % bei Frauen.[14]

Daher sollte genau jetzt, ab etwa 55, Muskelaufbautraining großen Raum einnehmen, mit kleinen, aber regelmäßigen Ausflügen ins Schnell-/Explosivkrafttraining, Anteilen von langem, langsamem Cardio-Training sowie nach Möglichkeit kurzen Einheiten

10 Bohannon 2019; Ma et al. 2018; García-Hermoso et al. 2018; Leong et al. 2015; Prasitsiriphon et al. 2018.
11 Windle et al. 2010.
12 Volpi et al. 2004.
13 Witard 2016, S. 530.
14 Witard et al. 2016, S. 530: Goodpaster et al. 2006.

von hochintensivem Intervalltraining, das – im richtigen Maße angewendet – für Energiebereitstellung und Stoffwechsel von entscheidender Bedeutung ist.[15] Je mehr wir also akkumuliert haben, desto mehr Möglichkeiten haben wir nun, ein möglichst dreidimensionales Trainingsprogramm umzusetzen. Aber auch wer noch wenig oder keine Erfahrung hat, braucht nicht zurückzuschrecken. In einer zwar kleinen, aber beeindruckenden und in ihrem Setting bislang einzigartigen Studie untersuchten australische Forschende, wieweit sich ein Trainingsprogramm bei 60- bis 80-Jährigen, ausschließlich mit der Kugelhantel (Kettlebell) durchgeführt, auf wichtige Marker wie Griffkraft, kardiovaskuläre Kapazität, Kraft und Kraftausdauer sowie allgemeine Zufriedenheit auswirkte – mit erstaunlichen Ergebnissen: Die Senior:innen trainierten zwar fünfmal die Woche, allerdings meist recht kurz, mit einigen wenigen Grundübungen und durchweg relativ schwer – und konnten alle Marker verbessern, nahezu ohne Verletzungen oder Ähnliches.[16] Was aber viel erstaunlicher ist: Sie taten es gern, berichteten allesamt von Verbesserungen des psychischen Wohlbefindens und trainierten weitestgehend selbstständig zu Hause.

Training zu lösen von den unmittelbaren und kurzfristigen Erfolgen oder Zielen, die man üblicherweise damit verknüpft, und einen Schritt zurückzutreten, um die größeren Strukturen zu erkennen, erlaubt uns, den Zweck von (Kraft-)Training in seiner Beständigkeit und Veränderung zu sehen. Und erlaubt uns gerade dadurch, es als das zu sehen, was es eigentlich ist: als Teil des Lebens, der dafür sorgt, dass wir funktional und fit bleiben. Für die Dinge, für die wir fit sein müssen – nämlich das Leben selbst.

Alltagstipp:

Wer keinerlei Zugang zu Training oder Sport hat und – egal in welchem Alter – völlig hilflos ist, dem oder der empfehle ich folgende Herangehensweise: einmal in der Woche einen langen Spaziergang (1h+) oder eine lange Fahrradtour (2h+) unternehmen, um in die Bewegung zu kommen. Zusätzlich ein wenig Geld in eine Trainerin oder einen Trainer investieren, mit dem oder der man vorher abspricht, dass man die Grundübungen lernen möchte: Kniebeugen, Kreuzheben, Bankdrücken, Überkopfdrücken und den Klimmzug oder entsprechende Variationen, was in maximal zehn Einheiten machbar sein sollte. Außerdem in der Volkshochschule oder dem Yoga-Studio vor Ort einen Anfänger-Yoga-Kurs absolvieren, aus dem man versucht, die wichtigsten Grundübungen mitzunehmen. Mit dieser einfachen Formel hat man die Basis geschaffen, mit der man die eigene Trainingsplanung in die Hand nehmen kann.

15 Ristow et al. 2014.
16 Meigh et al. 2022.

4. MOBILITÄT – ODER: DIE HINLEGEN-UND-AUFSTEHEN-REGEL

Spaß muss sein. Auch und gerade im Training. Deshalb gebe ich jemandem, mit dem ich arbeite, gleich zu Beginn der ersten Trainingseinheit die Anweisung, auf dem Boden im Liegen zu starten. Die Person legt sich also auf den Boden – wobei ich versuche, mir relativ viel von der Bewegung zu merken. Kaum liegt sie, fällt mir ein, dass wir doch im Stehen starten. Ich beobachte also, wie die Person wieder aufsteht und sich hinstellt.

Andreas nervte das. Er wollte zum Punkt kommen. Er wollte loslegen. Ein Verlust von wertvoller Zeit war für ihn eben genau das: ein Verlust. Sowohl beim Hinlegen wie beim Aufstehen fiel mir aber auf, dass er kaum über die Beine arbeitete. Er verließ sich vor allem auf Oberkörper und Arme. Beim Hinuntergehen kniete er sich auf ein Knie und nutzte dann sofort die Hände, um in die liegende Position zu kommen, beim Hochkommen drückte er sich erst mit den Armen nach oben, stellte dann sein Bein in einem sehr kleinen Ausfallschritt auf und drückte sich danach mit den Händen auf dem aufgestellten Bein nach oben.

Mehrere Dinge konnte ich daran erkennen, von denen das Erste überhaupt keine Rolle für diesen Test spielt, mir aber trotzdem einiges verriet: Geduld war seine Sache nicht und er war es gewohnt, dass Dinge funktionierten, schnell und zuverlässig, wenn er dafür bezahlte. Und Andreas bezahlte für mich, also sollte ich funktionieren, genauso wie das, was ich mit ihm machte. Er wollte Resultate sehen. Andreas stand unter Strom.

Die anderen Aspekte, die mir auffielen, hingen mit seiner Muskelrekrutierung zusammen. Beispielsweise, dass es ihm offenbar deutlich leichter fiel, den Oberkörper und die Arme zu nutzen als den Unterkörper, von dem er hauptsächlich den Oberschenkel nutzte, nicht aber das Gesäß oder die Beinrückseite. Das heißt, bevor ich ihm also eine direkte Anweisung gegeben hatte, wusste ich etwas über Bewegungsmuster, Beweglichkeit, Stärken und Defizite von Andreas.

Vom Stand zum Boden und zurück, also eine Lageveränderung durchzuführen, ist eines der absoluten Grundmuster menschlicher Bewegung. Es ist unsere allererste körperliche Aufgabe, die wir als Menschen verfolgen. Wenn man Babys dabei zusieht, wie sie versuchen, aus der – mühsam erarbeiteten – Bauchlage irgendwie in den Stand zu gelangen, versteht man, was für ein Kraftakt, welch koordinative und ausdauernde Aufgabe diese Lageveränderung ist.

Und es scheint, dass wir damit aufhören, sobald wir es einmal geschafft haben. Bevor ich meinen Test genutzt habe, fragte ich Menschen zeitweise, wann sie zuletzt auf dem Boden gelegen hätten. In mehr als 50 Prozent der Fälle konnten sie sich nicht daran erinnern. Wer nicht auf dem Boden liegt, steht auch nicht vom Boden auf. Und wer nicht trainiert, vom Boden aufzustehen, wird es nicht mehr können, wenn er oder sie es muss.

Das Hinlegen und Aufstehen – oder der »Get Down Stand Up«-Test, wie ihn der Physiotherapeut Kelly Starrett nennt[17] – ist ein sehr guter Indikator für die Mobilität, also für die Fähigkeit, die Beweglichkeit der Gelenke im Zusammenspiel mit Kraft und Stabilität so einzusetzen, dass man aus einer Position in die andere kommt.

In der Forschung sind Varianten des Tests schon lange als gute Marker für körperliche Kraft im Alter bekannt. Der »Sit to Stand«-Test (also das Hinsetzen auf und Aufstehen von einem Stuhl) ist beispielsweise ein valider Indikator für das Sturzrisiko im Alter[18] und das Risiko, hospitalisiert werden zu müssen.[19]

Eine Forschergruppe aus Rio de Janeiro hat 2014 eine viel beachtete Arbeit zum »Sit and Rise from the Floor«-Test vorgelegt,[20] bei der sie 2002 über 50-Jährige hinsichtlich ihrer Fähigkeit, vom Boden aufzustehen und sich wieder hinzusetzen, untersuchten und Punkte vergaben.[21] Die Aufgabe war, aus dem Stand in den Schneidersitz zu kommen und von dort zurück in den Stand. Wer keinerlei Hilfe durch Hände oder Knie brauchte, bekam zehn Punkte, wer sich an der ein oder anderen Stelle abstützen musste, bekam für jede Hilfestellung einen Punktabzug. Zudem wurde ein halber Punkt für einen kurzzeitigen Verlust der Balance abgezogen. Innerhalb der nächsten Jahre verfolgten die Forschenden, was aus den ehemaligen Teilnehmer:innen wurde. Sie stellten fest, dass nach durchschnittlich 6,3 Jahren 159 Todesfälle aufgetreten waren, wovon der weitaus größte Teil in die Kategorie derer fiel, die nur null bis drei Punkte bei dem Test erreicht hatten.

Das bedeutet, dass Menschen mit einem sehr niedrigen Score im »Sit and Rise«-Test ein fünf- bis sechsmal höheres Mortalitätsrisiko hatten als diejenigen, die höhere Werte erreichten. Der simple Test also, sich auf den Boden zu setzen und wieder aufzustehen, und die Tatsache, auf wie viel Hilfe man dabei angewiesen ist, ist ein ausgezeichnetes Tool, um Aussagen über viele konditionelle Fertigkeiten zu bekommen, und es ist gleichzeitig eine Möglichkeit, seine Kraft zu trainieren, um mehr Bewegungskompetenz und Sicherheit im Alltag zu erlangen. Gerade für diejenigen, die zuletzt als Baby auf dem Boden gelegen haben.

Als Realitätstherapie nutze ich in der Praxis für über 50-Jährige den von den Forscher:innen um Leonardo de Brito entwickelten und jüngst auch von Kelly Starrett[22] popularisierten Test »aus dem Stand in den Schneidersitz und zurück«, wobei ich auf dasselbe Punktesystem zurückgreife. Dabei ist dies häufig gar nicht notwendig ist, da Schwierigkeiten auf den ersten Blick zu sehen sind.

17 Starrett 2023.
18 Cöster et al. 2020.
19 Cawthon et al. 2009.
20 Brito et al. 2014.
21 Zur Durchführung des Tests hat die Forschergruppe zudem ein Video online gestellt: »Teste de Sentar e Levantar – TSL (English subtitles) Nov2011« online unter: https://www.youtube.com/watch?v=MCQ2WA2T20A (29.8.2023).
22 Starrett 2023, S. 29–51.

Für jüngere Personen schlage ich den vor allem vom amerikanischen Strength Coach Dan John propagierten Test vor,[23] bei dem es darum geht, aus der Bauchlage in den Stand und wieder zurück zu kommen – die Hürde, aus der Bauchlage in die sitzende Position zu kommen, gibt uns einen zusätzlichen Aufschluss über die Leistungsfähigkeit der Bauchmuskulatur, ohne dabei signifikant mehr Zeit in Anspruch zu nehmen.

Zusammengefasst kann man den Test, sich auf den Boden zu legen und wieder aufzustehen, also als Mittel nutzen, um seine eigene Mobilität einzuschätzen – Mobilität verstanden als die Beweglichkeit der Gelenke in Verbindung mit der Fähigkeit, diese Beweglichkeit kontrolliert einsetzen zu können, also in Bewegung Stabilität in den Gelenken erzeugen und aufrechterhalten zu können. Damit ist der Test für mich die erste Aussage darüber, wie *mobil* im Wortsinne jemand wirklich ist – und zwar noch vor all den Tools, die seit einigen Jahren in unterschiedlichsten Varianten auf dem Markt sind, von Hartschaumrollen und Massagepistolen bis hin zu aufwendigen Tests, die fragwürdige Aussagen über die eigene Beweglichkeit liefern. Ja, all das hat einen Zweck und in bestimmten Zusammenhängen einen funktionellen Nutzen, aber für die weitaus meisten, die von zehn Stunden Büro pro Tag und zweimal pro Woche 30 Minuten joggen kommen, ist der »Sit and Rise«-Test der vorläufige Goldstandard, um eine klare und nachvollziehbare Aussage darüber zu bekommen, wie es um die eigene Mobilität bestellt ist.

- Hinsetzen auf den Boden, aufstehen, ohne Hände.
- **Oder:** Hinlegen. Aufstehen. Ohne Hände.

Möglicherweise habe ich diese Kommandos gerade laut in den Raum gebrüllt. Zu meinen Füßen hat sich Odie lautlos auf den Rücken gerollt, die Pfoten in die Luft gestreckt, und will am Bauch gekrault werden. Zehn Punkte.

> *Alltagstipp:*
>
> *Der beste Tipp, den man geben kann, ist: üben. Ich empfehle generell, egal in welchem Alter und (fast) egal in welcher körperlichen Verfassung sich jemand befindet, dass man mindestens einmal am Tag vom Stand auf den Boden und zurück in den Stand kommt, besser öfter. Wer das jeden Tag macht, wird es auch dann machen können, wenn es nötig ist.*

23 John 2015, S. 34–38.

5. ENERGIESTOFFWECHSEL – ODER: DIE 30-MINUTEN-REGEL

Alice, Can, Andreas, Sylvie – jede:r von ihnen hat mir mindestens einmal die Frage gestellt, auf die nahezu jede Frauenzeitschrift der Welt schon die Antwort gegeben zu haben scheint: Wann beginnt mein Körper mit der Fettverbrennung? Wie lange muss ich bloß Sport machen, damit mein Körper endlich Fett verbrennt?

Diese kurze Regelkunde ist nicht der Ort, diese Frage *in extenso* zu beantworten, aber ein ihr zugrunde liegendes Missverständnis aufzudecken. Denn wenn es um Körperfettverlust und Gewichtsreduktion geht, gibt es kaum einen Mythos, der sich so hartnäckig hält wie der, dass es am zielführendsten wäre, in einem sogenannten Fettverbrennungsbereich zu trainieren.

Manchmal wird dieser Bereich mit einer bestimmten Intensität angegeben, also beispielsweise 65–70 % des Maximalpulses, manchmal aber auch mit einer bestimmten Trainingsdauer, häufig wird hier von 30 Minuten gesprochen. Daraus entsteht der Mythos, man müsse mindestens 30 Minuten bei sehr moderater Intensität joggen, Rad fahren oder sonst etwas tun, um möglichst effektiv Körperfett zu verlieren, was schlichtweg falsch ist.

Welchen Energieträger der Körper zur Energiebereitstellung heranzieht – sogenanntes ATP, einen körpereigenen Energieträger, Kohlenhydrate (also Zucker) oder Fette –, hängt von verschiedensten Faktoren ab. Es ist ein extrem komplexer Vorgang, der sich keineswegs auf die simple Belastungsdauer reduzieren lässt. Ganz grob skizziert ist die Energiebereitstellung zwar ein gradueller Prozess, das heißt, je kürzer und intensiver die Belastung ist, desto höher ist der relative Anteil an Kohlenhydraten zur Energiegewinnung, je länger und moderater die Belastung, desto höher ist der relative Anteil an Fetten als Energieträger, allerdings handelt es sich hier immer nur um Relationen: Bei einer niedrigen Intensität (z. B. 70 % des Maximalpulses) und einer langen Dauer der Belastung werden also *verhältnismäßig* viele Fette verstoffwechselt.

Absolut gesehen ist diese Zahl dennoch nicht zwangsläufig höher als bei einer kürzeren Belastung bei sehr hoher Intensität – einfach, weil hier der Energieaufwand um ein Vielfaches größer ist: 200 km/h in einem 1000-PS-Auto für 5 Minuten zu fahren, verbraucht mehr Benzin als 30 km/h in einem Fiat Punto für 45 Minuten.

Dennoch ist die Kennzahl der 30-minütigen Belastung nicht vollständig von der Hand zu weisen, allerdings keineswegs, um den Fettstoffwechsel zu testen, sondern den Energiestoffwechsel allgemein, das heißt die Verfügbarkeit und Verwertbarkeit von Nährstoffen für die Energiegewinnung. Das Stichwort, das in der Fachliteratur gern verwendet wird, ist *metabolic flexibility*, Stoffwechselflexibilität, das heißt die Fähigkeit, den Stoffwechsel als Reaktion auf körperliche Betätigung oder verfügbare Energie zu verändern.

Der Stoffwechsel ist, ganz einfach ausgedrückt, ein Überbegriff für sämtliche Prozesse des Organismus, bei denen Nährstoffe oder andere chemische Stoffe aufgenommen und umgewandelt werden, um Energie zu erzeugen, Zellen aufzubauen oder sonstige physiologische Vorgänge am Laufen zu halten.

Unser Ziel sollte es daher sein, nicht nur unseren Fettstoffwechsel – den es so ganz allein gar nicht gibt, weil zu jedem Zeitpunkt alle Energieträger genutzt werden – in den Blick zu nehmen, sondern unsere Stoffwechselgesundheit als Ganzes. Wie gut ist mein Organismus eigentlich in der Lage zu funktionieren, wenn er sich aus der Reserve bedienen muss? Wie gut funktioniert er, wenn er gerade Energie zugeführt bekommen hat?

Genau diese Fähigkeit der metabolen Anpassung an externe Gegebenheiten meint der Begriff metabole Flexibilität. Er bezeichnet also die Fähigkeit des Körpers, all diese Prozesse durchzuführen ungeachtet des Energieträgers, der zur Verfügung steht, also auch ungeachtet der Tatsache, ob vor einer Belastung Energie in Form von Kohlenhydraten konsumiert wurde oder nicht.

Ein häufiges Beispiel für eine mangelnde Stoffwechselflexibilität sind Sporteinheiten von wenig trainierten Menschen, die morgens durchgeführt werden und bei denen nach einigen Minuten Belastung ein leichtes Kribbeln oder Zittern einsetzt, der Blutzucker absackt, der Kreislauf wegbricht oder dem oder der Sportler:in übel wird. In einem solchen Fall wurde häufig nicht oder nur wenig gefrühstückt und der Körper war nicht darauf eingestellt, auf gespeicherte Energieträger, hier Fette, zurückzugreifen.

Stoffwechselflexibilität ist eine zentrale Fähigkeit des Körpers, um den Stoffwechsel unterschiedlichen Gegebenheiten anpassen zu können, und wird daher auch als ein wichtiger Marker für die Gesundheit des Metabolismus angesehen.[24] Gerade weil wir in einer Welt der ständigen Verfügbarkeit von Nahrung leben, wird unser Körper zunehmend schlechter darin, in Hungerphasen auf Speicherenergie zurückzugreifen, was sich negativ auf die Mitochondriengesundheit, das Blutzuckermanagement, die Insulinsensitivität, die Blutfettwerte und damit die gesamte Herz-Kreislauf-Gesundheit auswirkt.[25]

Es gibt diagnostische Marker, die man für die Bestimmung der metabolen Flexibilität heranziehen kann, was aber selten einfach durchzuführen ist. Dennoch ist es von zentralem Interesse, zu wissen, wie der eigene Stoffwechsel funktioniert.

Ich empfehle als grundlegenden Test immer ein zweischrittiges Vorgehen: die *30-Minuten-Regel*. Zunächst nutzen wir einen Baseline-Test: An einem Samstagmorgen geht meine Testperson auf ihre übliche Joggingrunde – wenn es sich um eine ältere Person handelt, die Spazierrunde. Der Einfachheit halber nenne ich diese Runde

24 Palmer et al. 2022.
25 Palmer et al. 2022; Galgani et al. 2022.

immer die 30-Minuten-Runde, weil die meisten Personen ungefähr 30 Minuten joggen gehen, wenn sie das hobbymäßig als Ausgleich tun. Ich bitte meine Testperson, nach der Runde ihre gefühlte Erschöpfung und wenn möglich die zurückgelegte Distanz und die durchschnittliche Herzfrequenz zu notieren.

Einige Tage später kommt Teil 2. Die Testperson darf den Test wiederholen, mit einer kleinen Änderung: Sie muss es tun, ohne vorher etwas gegessen zu haben, also morgens auf nüchternen Magen. Was mich interessiert, sind die Abweichungen in gefühlter Erschöpfung, Distanz und Herzfrequenz. Wann immer diese Abweichung signifikant hoch ist, also mehr als 10 %, habe ich einen starken Hinweis darauf, dass es ein Problem mit der Stoffwechselflexibilität gibt.

Die Reaktionen allein auf die Ankündigung des Tests sind dabei häufig schon ausreichend. In vielen Fällen ist es für Menschen gänzlich unvorstellbar, ohne etwas zu essen eine Belastung auf sich zu nehmen. In genauso vielen Fällen ist es aber auch andersherum undenkbar, also mit einem (kleinen) Frühstück im Bauch joggen zu gehen. In beiden Fällen haben wir einen sehr guten Hinweis auf eine eingeschränkte metabole Flexibilität. Ich sollte zu einer moderaten aeroben Leistung sowohl nüchtern als auch mit etwas Nahrung im System in der Lage sein.

Mein Credo ist denkbar einfach: Ich möchte, dass eine gesunde Person in der Lage ist, eine moderate Belastung 30 Minuten durchzuhalten und ungeachtet einer vorherigen Zufuhr von Nahrung oder deren Ausbleiben etwa denselben Leistungsoutput erbringen kann, ohne sich dafür mehr anstrengen zu müssen. Wichtig hierbei ist, dass der Test nicht aufgrund von muskulärer Ermüdung abgebrochen werden sollte, d. h. wer aufgrund versagender Muskulatur nicht mehr joggen oder gehen kann, muss an anderer Stelle beginnen, bei der Kraft.

Der 30-Minuten-Test sagt viel über Essgewohnheiten, Bewegungs- und Belastungserfahrung und das Herz-Kreislauf-System der Testperson aus. Er erlaubt es mir relativ leicht, erste Ernährungsstrategien zu entwickeln, er gibt mir Einblick in Sinn und Unsinn von Fasteninterventionen für die betreffende Person und er ist ein hilfreicher Marker, um zu bestimmen, auf welchem Leistungsstand jemand ist. Vor allem aber gibt er uns eine kaum überzubewertende Information über uns selbst: Ist mein Stoffwechsel gesund, das heißt, kann ich Energie aufbringen und verwerten, unabhängig von ihrer vorherigen Aufnahme?

Der vielleicht größte Nutzen des Tests liegt schließlich darin, dass ich eine Person unter dem Deckmantel eines Tests dazu kriege, sich innerhalb von relativ kurzer Zeit zweimal 30 Minuten moderat zu bewegen – was für viele viel beschäftigte High Performer häufig schlichtweg als Zeitverschwendung wahrgenommen wird. 30 Minuten moderate Bewegung sind das Gegenteil von einer »go hard or go home«-Kultur, die uns in den sozialen Medien entgegenschwappt. Und gerade deshalb so wertvoll.

Alltagstipp:

Der Test sollte eine gewisse Belastungskomponenten beinhalten, d .h. mit hinter dem Rücken verschränkten Armen um den Ententeich zu schlendern, wird keine belastbaren Ergebnisse bringen. Die Gehgeschwindigkeit sollte so gewählt werden, dass eine Unterhaltung zwar noch möglich ist, aber nur in Einzelsätzen, zwischen denen Luft geholt werden muss. In Ausnahmefällen kann der Test auch auf einem Radergometer absolviert werden, allerdings ist die Aussagekraft hier aufgrund der weniger umfassenden Belastung begrenzter.

6. Kraft – oder: Die 60-Sekunden-Hängen-Regel

Kraft wird für die meisten Menschen erst relativ spät in ihrem Leben sehr plötzlich zu einer sehr realen Kategorie: Wenn sie fallen und – hoffentlich erfolgreich, manchmal vergeblich – versuchen, sich festzuhalten.

Daten des CDC (Center for Disease Control and Prevention) aus den USA belegen, dass im Schnitt jede Sekunde jeden Tages im Jahr eine ältere Person fällt – was ungefähr 36 Millionen Stürzen im Jahr entspricht. Damit sind Stürze ein großer, wenn nicht der größte Risikofaktor für ernsthafte Verletzungen bei älteren Menschen – und werden nicht selten in der Folge zur Todesursache.[26]

Das ist einer der entscheidenden Gründe, warum Griffkraft in der Forschung inzwischen als bester und am einfachsten zu testender physischer Indikator für *All Cause Mortality* gehandelt wird.[27] Ich falle genau dann, wenn ich mich nicht festhalten kann – was entweder mit fehlenden Möglichkeiten zum Festhalten oder aber mit fehlender Kraft, um mich selbst festzuhalten, zusammenhängen kann. Letzteres ist der weitaus häufigere Grund, warum ältere Menschen fallen. Eine Analyse von 2018 kam daher zu dem Ergebnis, dass eine höhere Griffkraft gegenüber einer niedrigeren das Risiko, zu sterben, um 31 % reduziert.[28]

Griffkraft nehmen wir im Alltag kaum wahr: Wir greifen Dinge, tragen sie, legen sie ab. Wir nehmen diese Fähigkeit als selbstverständlich gegeben hin. Weil wir dabei nie *uns selbst* festhalten, merken wir nicht, wenn wir es irgendwann nicht mehr können.

Und wenn wir es merken, dann hat das Konsequenzen weit über ein Gefühl der Schwäche hinaus: Unser Leben wird klein. Der Radius, in dem wir uns bewegen, wird immer kleiner, weil wir uns unsicher fühlen und Angst haben, uns zu verletzen. Wir ver-

26 Starrett 2023, S. 208.
27 Bohannon 2019; Lee et al. 2020; Mehmet et al. 2020.
28 García-Hermoso et al. 2018.

meiden soziale Interaktion außerhalb der gewohnten Umgebung und sind immer weniger bereit, Neues zu erleben. Der amerikanische Wissenschaftler Richard Bohannon hat daher in einer großen Auswertung der wissenschaftlichen Studien zum Thema Griffkraft festgestellt, dass sie nicht nur mit der allgemeinen Sterblichkeit und dem Risiko für Knochenbrüche korreliert, sondern ein valider Indikator für Depression, kognitive Einschränkungen, Schlafprobleme und allgemeine Lebensqualität im Alter ist.[29] Er hat zudem festgestellt, dass abnehmende Griffkraft zusammenhängt mit unsichererem und langsamerem Gehen, mit Schwierigkeiten beim Aufstehen von einem Stuhl, mit der Unfähigkeit, Einkäufe oder Ähnliches zu tragen und Haushaltsarbeit zu verrichten, allein die Toilette zu benutzen und schließlich sich selbstständig anzuziehen und fertig zu machen.[30]

Das bedeutet nicht, dass ausreichende Griffkraft vor alldem schützen würde – aber es deutet darauf hin, dass es sehr sinnvoll ist, sich seine Griffkraft so lange zu erhalten wie nur irgend möglich. Oder aber sie sich zu erarbeiten, wenn sie fehlt.

Griffkraft ist daher einer meiner ersten Schritte, wenn es mir um so etwas wie allgemeine Fitness geht. Bist du in der Lage, 60 Sekunden an einer Stange zu hängen, wenn du unter 50 bist, und zumindest 30 Sekunden, wenn du über 50 bist? Wenn ich diese Frage stelle, werde ich häufig mit der Antwort konfrontiert, dass das nicht möglich sei, weil die Schulter das nicht zulasse.

Um es klar zu sagen: Das ist vielleicht ein Grund, nicht mit dem Hängen zu starten, aber kein Hindernis, darauf hinzuarbeiten. Schultern sind im Hang nicht kompromittiert, wenn sie ausreichend stabilisiert sind. Sind sie das nicht, muss das Ziel sein, sie so weit zu stabilisieren, dass der Hang wieder möglich wird. Ich empfehle also in den Fällen, wo die Schultern beim freien Hang wehtun, die Füße sanft auf dem Boden abzusetzen, am besten nur mit den Zehenspitzen, und den Oberkörper so etwas zu entlasten. Schrittweise reduziere ich dann die Unterstützung durch die Füße, bis es mir irgendwann möglich ist, frei zu hängen.

Grundsätzlich gibt es außerdem gute Hinweise darauf, dass der Hang sogar für schmerzende Schultern eine Erleichterung darstellen kann, weil dadurch mehr Raum im Schultergelenk geschaffen wird[31] und die im Alltag häufig nur in der Position nach vorne-unten arbeitenden Strukturen plötzlich nach oben in die Länge arbeiten.[32]

Hängen ist eine magische Trainingsintervention: Je länger Personen hängen können, desto mehr scheint sich auch ihr Mehrgewicht zu reduzieren – ein Schelm, wer hier eine Wechselwirkung vermutet. Mit dem Hang wird der Blick auf Körpergewicht oder Körperfett für die meisten Menschen überflüssig. Denn bin ich in der Lage, meinen

29 Bohannon 2019.
30 Bohannon 2019, S. 1684.
31 Kozin et al. 2021.
32 Hierzu v. a. Kirsch 2010.

Körper hängend an einer Stange zu halten, habe ich in der Regel ausreichend funktionelle Kraft für mein Gewicht. Das macht ein Gewichtsmanagement zwar aus gesundheitlicher Sicht nicht unbedingt überflüssig, eliminiert aber für die weitaus meisten die Notwendigkeit, das eigene Körpergewicht regelmäßig zu tracken.

Je länger die Menschen hängen können, desto mehr scheinen zudem die etwas lästigen Schmerzen im Schulter-/Nackenbereich zu verschwinden und desto mehr scheint sich der bürobedingte Rundrücken zurückzubilden.

Hängen hat außerdem noch einen weiteren Vorteil: Es ist ein unmittelbarer Marker für die Regeneration des Nervensystems. Ich gebe gern den Tipp, den Hang an einem Sonntag auszuprobieren, nach einer ruhigen und erholsamen Nacht, und den so gewonnenen Baseline-Wert zu vergleichen mit dem Hang am Freitag, nach einer langen und anstrengenden Arbeitswoche mit wenig Schlaf.[33] Mit fast 100-prozentiger Wahrscheinlichkeit wird der Freitagstest deutlich schlechter ausfallen, weil unser Nervensystem aufgrund mangelnder Regeneration weniger gut in der Lage ist, das konstante Signal zu senden, Körperspannung aufzubauen und aufrechtzuerhalten. Damit wird ein simpler Hang auch noch zur Aussage über den aktuellen Regenerationsstatus.

Schließlich ist der Hang in 9,5 von zehn Fällen ein ausgezeichnetes Prognose-Tool für den sogenannten Einbein-Stand, also die Fähigkeit, auf einem Bein stehen und sich ausbalancieren zu können. Der Einbein-Stand wird in der Forschung ebenfalls gern als Tool zur Bestimmung der funktionellen Kraft herangezogen, was auch absolut sinnvoll ist.[34] Tatsächlich scheint der Hang aber stark mit dem Einbein-Stand zu korrelieren: Wer 60 Sekunden hängen kann, kann in fast allen Fällen auch 30 Sekunden auf einem Bein stehen (für über 50-Jährige Trainingsanfänger:innen sind meine Benchmarks 30 Sekunden Hang und 15 Sekunden Einbein-Stand).[35] Diese Korrelation hängt vor allem damit zusammen, dass sowohl im Hang als auch im Einbein-Stand meine Körpermitte, der Rumpf, viel arbeiten muss. Denn wer an einer Stange hängt und nicht hin und her schwanken will wie das sprichwörtliche Fähnchen im Wind, der ist gezwungen, seine Bauchmuskulatur anzuspannen – was dann wiederum dafür sorgt, dass man länger hängen kann. Genauso muss, sobald ich auf einem Bein stehe, meine Bauch- und Rückenmuskulatur arbeiten, um mich stabil zu halten.

Zusammen mit den anderen Aussagen, die uns der Hang gibt, macht es ihn zu einem der wertvollsten Tools, um das eigene Level von *fit* zu evaluieren. Und wer ihn kann, kann von hier recht simpel weiterarbeiten und seine Kraft im Oberkörper weiter verbessern.

---

33 Bohannon 2019, S. 1683, weist entsprechend auf die Verbindung von Schlafqualität und Griffkraft hin: Weniger Griffkraft hängt direkt mit schlechterem Schlaf und Schlafstörungen zusammen.

34 Starrett 2023, Kap. 8 (S. 207ff.).

35 Bohannon 2019 argumentiert, Griffkraft wäre ein ausgezeichneter Indikator für die Kraft per se. Bohannon et al. 2012 weisen eine direkte Korrelation von Griffkraft und Quadrizeps-Kraft nach. Sanderson et al. 2016 weisen darauf hin, dass es notwendig wäre, der Griffkraft einen Kraftmarker für den Unterkörper an die Seite zu stellen.

Im ersten Schritt funktioniert das, indem ich nicht einfach nur unten an der Stange hänge, sondern indem ich hochspringe und mein Kinn über der Stange halte, wobei ich dafür sorge, dass ich nicht hin- und herwackle, sondern möglichst unbewegt hänge. Dieses Kinn-über-der-Stange-Halten baue ich aus, bis ich 30 Sekunden schaffe.

Im zweiten Schritt halte ich zuerst mein Kinn über der Stange, 10 Sekunden, und lasse mich dann ab, bis meine Arme ungefähr 90 Grad gebeugt sind, das heißt, ich befinde mich jetzt in einer Art von halbem Hang. Diese Position halte ich ebenfalls 10 Sekunden und lasse mich dann vollständig ab, bis ich wieder komplett hänge, wo ich noch mal 10 Sekunden halte – in Summe sind das wieder 30 Sekunden.

Im dritten Schritt mache ich aus den drei Haltepunkten (oben, Mitte, unten) eine durchgehende Bewegung: Ich springe hoch, bis mein Kinn über der Stange ist, und lasse mich dann in einer langsamen, kontrollierten Bewegung, wie in Zeitlupe, vollständig ab, bis ich wieder komplett hänge. Dieser sogenannte negative Klimmzug sollte ausgedehnt werden bis auf 30 Sekunden – was sich wie eine Ewigkeit anfühlt. Doch die Effekte auf den gesamten Oberkörper und Rumpf sind enorm – und nicht selten schafft man es plötzlich, sich aus dem Hang bis über die Stange hochzuziehen: der Klimmzug.

All diese Schritte sind aber nicht zwangsläufig notwendig: Für die meisten Menschen reicht der einfache Hang völlig aus.

Der Hang an einer Stange ist der einfachste und beste Indikator, um die Griffkraft und funktionelle Kraft zu testen. Der Hang an einer Stange ist der einfachste Weg, um unseren Schultern eine Position zu ermöglichen, die im Alltag einfach nicht mehr stattfindet und dennoch fast die Hälfte des Bewegungsradius unserer Schultern ausmacht, nämlich über dem Kopf. Der Hang an einer Stange trainiert unseren Oberkörper und unsere Körpermitte gleichermaßen. Und der Hang an einer Stange kann sehr einfach, ohne komplizierte Aufwärmroutinen, ohne komplexe Trainingsprotokolle, von fast jedem Menschen trainiert werden. Das macht ihn unheimlich wertvoll und zu einer absoluten Grundlage von *Fitness*. Bevor wir hochkomplexe TikTok-Choreografien nachtanzen oder uns in Maschinenparks, genannt Fitnessstudios, mit Isolationsübungen vor uns hin quälen, sollten wir den Hang beherrschen. Einfach nur rumhängen ist nichts, was für Klicks auf irgendeinem Medium sorgen würde – aber dafür für mehr funktionelle Kraft, wenn es wirklich darauf ankommt. Und das ist nicht beim Swipen auf dem Smartphone.

Alltagstipp:

Klimmzugstangen, die sich im Türrahmen einhängen lassen (bitte keine, die in die Tür geklemmt werden – Verletzungsgefahr!), gibt es inzwischen in recht guter Qualität schon für kleines Geld. Alternativ gibt es Stangen zur Wandmontage. Ich empfehle eindringlich, sich eine solche

Stange anzuschaffen, weil die Möglichkeiten, die sich daraus ergeben, enorm sind. Aus dem Hang heraus lassen sich viele weitere Übungen entwickeln, zudem kann man die Stange auch als Fixierungspunkt für Schlingentrainer oder Widerstandsbänder benutzen, wenn man weiterführende Ziele hat. Die Stange sollte dabei nicht nur traurig in einer Abstellkammer hängen, sondern darf durchaus einen prominenten Platz in der Wohnung haben – wenn man daran vorbeikommt, kann man sich kurz aushängen und tut so etwas für die Beweglichkeit. Auch Kinder haben, wenn sie alt genug sind, Spaß daran, sich an die Stange zu hängen und hochzuziehen.

7. AUSDAUER – ODER: DIE MAF-REGEL

Wer im erwachsenen Alter mit Sport beginnt (und dieses Buch liest), tut es in der Regel aus einem von zwei Gründen: weil er oder sie abnehmen möchte oder weil er oder sie *fitter* werden möchte.

Wenn Menschen vor mir sitzen, die sich für ein Personal Training interessieren, dann ist »ich will (wieder) fitter werden« das entscheidende Motto. Wenn ich hinterfrage, was damit gemeint ist, spielt häufig eine Form von *besserem Durchhalten unter Belastung* eine Rolle. Also: weniger Schnaufen beim Treppensteigen, beim Wandern mithalten können, beim Spielen mit den Kindern nicht mehr so außer Atem sein, wieder so rennen können wie früher. All das sind, wie im ersten Kapitel ausgeführt, Variationen körperlicher Ausdauer. Und tatsächlich ist schwindende Ausdauer einer der ersten Punkte, an dem wir bemerken, dass wir unfit sind oder zumindest unfitter werden. Den meisten Menschen fällt nicht auf, dass Kraft und Muskelmasse weniger werden, weil es im Alltag kaum zu bewegende Lasten gibt. Sehr wohl gibt es aber kardiovaskuläre Belastungen, denen wir standhalten müssen, ohne zu ermüden bzw. mit möglichst wenig Ermüdung – was die Definition der Fähigkeit Ausdauer ist.

Es gibt einen Wert, der direkt mit Ausdauer verknüpft ist und der im sportwissenschaftlichen Bereich eine feste und häufig genutzte Größe ist: die maximale Sauerstoffaufnahmekapazität oder *VO_2Max*. Dieser Wert gibt, grob gesagt, an, wie viel Milliliter (Volumen – V) Sauerstoff (O_2) der Körper im Zustand von Belastung maximal (max) verwerten kann. Je höher der VO_2Max ist, desto besser. In der Trainingswissenschaft wird dieser Wert als Indikator für die aerobe Leistungsfähigkeit angesehen – also die Ausdauer. Allerdings muss die VO_2Max, um einigermaßen exakt zu sein, mittels einer sogenannten Spiroergometrie gemessen werden, wobei der oder die Proband:in mit einer Atemmaske auf einem Fahrrad sitzt und die Belastung sukzessive erhöht wird.

Die wenigsten Menschen, die einfach fitter werden wollen, möchten sich einer Spiroergometrie unterziehen. Aber die VO_2Max und mit ihr die aerobe Leistungsfähigkeit sind dennoch enorm wichtige Parameter, die direkt mit einem gesunden, langen Leben verknüpft sind. Um genau zu sein, ist die Ausdauer sogar eine regelrechte *Lebensversicherung:* Eine VO_2Max im unteren Viertel der Bevölkerung erhöht die sogenannte *All Cause Mortality*, also die Gesamtsterblichkeit, um unglaubliche 400 % im Vergleich mit einer sehr guten VO_2Max. Zum Vergleich: Rauchen erhöht das Gesamtmortalitätsrisiko um nahezu 50 %, Diabetes Typ 2 um 30 %, Bluthochdruck um 20 %, direkt dahinter kommen die Koronare Herzkrankheit, also Atherosklerose, und Nierenerkrankungen im Endstadium mit knapp unter 20 %.[36] Eine Abnahme der VO_2Max erhöht die Gefahr, Bluthochdruck, Fettstoffwechselstörungen oder anderen kardiovaskulären Erkrankungen zu bekommen – und gegebenenfalls zu sterben.[37]

Ausdauer und dieses *Fitter-Werden* ist also nicht einfach aus Gründen der besseren Alltagsbewältigung zu empfehlen, sondern wahrhaftig, um zu überleben. Leider kann man sich nicht darauf verlassen, dass die VO_2Max erhalten bleibt, ohne dass man etwas dafür tut. Der Niedergang beginnt bereits mit dem 25. Lebensjahr um etwa 10 % pro Lebensdekade, woraus ab etwa 50 Jahren 15 % pro Dekade werden.[38] Wenn man diese abstrakten Prozentzahlen in etwas Konkretes und Vorstellbares übersetzt, wird die Botschaft noch eindeutiger: Statistisch gesehen ist man mit 75 nicht mehr in der Lage, zügig eine Treppe hinaufzugehen, wenn man mit 39 Jahren nicht 5 Kilometer in unter 30 Minuten zurücklegen kann. Und wenn man auf der sicheren Seite sein möchte, läuft man die fünf besser in 25 Minuten oder schneller. Mit 49 Jahren sollte man für die Strecke nicht länger als 31 Minuten brauchen, mit 59 maximal 38 Minuten und mit 69 Jahren 44 Minuten.[39] Mit diesen Kennzahlen wird begreifbar, was sonst nur etwas dämonenhaft über unseren Köpfen herummäandert: eine ausreichende Ausdauer ist (über-)lebenswichtig.

Interessanterweise weiß die Forschung das seit den 1930er-Jahren,[40] hat es wiederholt *in extenso* dargelegt,[41] und dennoch scheint für unsere Lebenspraxis alles andere wichtiger zu sein als die tägliche Bewegung in einem moderat anstrengenden Bereich (also dem Bereich, in dem wir Sport treiben, uns aber problemlos währenddessen unterhalten können).

Genau das ist aber der Bereich, in dem wir unsere VO_2Max und unsere Ausdauer wirklich entwickeln.[42] Die meisten jedoch, die laufen gehen, laufen nicht in dem

36 García-Hermoso et al. 2018; Mandsager et al. 2018.
37 Letnes et. Al. 2020.
38 Guter Überblick zur aktuellen Studienlage bei der Meta-Studie von Letnes et. al. 2023. Vgl. außerdem Hawkins et. Al. 2003; Kim et al 2016.
39 Mandsager et al. 2018.
40 Vgl. Robinson 1938.
41 Vgl. Astrand 1960.
42 Lee / Pfaffenberger 2000.

moderat anstrengenden Bereich, sondern so, dass sie auch etwas davon merken, indem sie nicht mehr reden können und es wirklich anstrengend ist – in dem Irrglauben, dass das mehr bringen würde für die Fitness oder das Abnehmen. Selbstverständlich haben solche Läufe ihren Zweck, allerdings selten für Einsteiger:innen, denen die aerobe Grundlage fehlt.

Es gibt zahllose Tests, mit denen man die eigene Ausdauer testen kann, wenn man auf die Spiroergometrie nicht zurückgreifen möchte. Der bekannteste ist vielleicht der Cooper-Test, den viele von uns in der Schule noch durchführen mussten. Der Kölner Sportwissenschaftler Ingo Froböse hat in seinem sehr empfehlenswerten Buch *Leistung messen und steigern*[43] weitere zusammengetragen – allein die Durchführbarkeit ist ein Problem. Die weitaus meisten, die dringend eine Aussage über ihre Ausdauer brauchen, wollen oder können nicht auf ein Radergometer, an Belastungsgrenzen heranfahren oder -laufen oder sich in Ohrläppchen stechen lassen.

Deshalb greife ich gerne auf einen einfachen Ausdauer-Test zurück, den der amerikanische Arzt Philip Maffetone entwickelt und mit zahlreichen Ausdauersportler:innen getestet hat. Er ist dezidiert auch für Anfänger:innen ausgelegt: der MAF-Test. Beim MAF-Test (das MAF steht für *Maximum Aerobic Function* und ist keinesfalls die Kurzform für Maffetone) braucht man eine Pulsuhr, die die Herzfrequenz anzeigt, was heute die meisten Smartwatches recht akkurat erledigen. Von der Zahl 180 zieht man sein Lebensalter ab und subtrahiert fünf oder zehn Punkte, wenn man krank war oder sich von einer ernsten Verletzung erholt, addiert allerdings fünf, wenn man seit mehr als zwei Jahren regelmäßig trainiert, und hat damit seinen Puls, der die Obergrenze der aeroben Belastung bildet. Zieht man hiervon zehn Schläge ab, hat man die ideale aerobe Trainingszone, so Maffetone. Für einen durchschnittlichen 30-Jährigen wäre das also der Pulsbereich 140–150.[44]

In diesem Pulsbereich läuft, geht oder walkt man nun 5 km, am besten auf einer flachen Strecke wie einer Laufbahn, und nimmt seine Zeiten für jeden Kilometer und natürlich die Gesamtzeit. Der Pulsbereich darf während der gesamten Zeit nicht verlassen werden, was für die meisten die größere Herausforderung als die Distanz ist. Denn wer mit der aeroben Ausdauer ein Problem hat, wessen VO_2Max schlecht ist, der wird schon allein damit Schwierigkeiten haben, 5 km in einem festen Pulsbereich zu bleiben. Er wird ständig zwischen Gehen und Laufen wechseln müssen, weil das aerobe System nicht ausgebildet ist für gleichmäßiges, langsames Laufen. Und genau dazu zwingt der MAF-Test. Die zweite Herausforderung ist, die Kilometer-Zeiten einigermaßen konsistent zu halten. Maffetone selbst weist darauf hin, dass ein Abfall der Zeit vom ersten bis zum letzten Kilometer normal und intendiert ist,[45]

43 Froböse 2018.
44 Maffetone 2015, S. 286f.
45 Maffetone 2015, S. 289.

allerdings sollte sich mit verbesserter Ausdauerfähigkeit die Diskrepanz nach und nach verringern.

Für den Test gibt es keine Geschwindigkeitsvorgaben oder feste Standards, sondern nur die Vorgabe, sich in einem bestimmten, moderaten Pulsbereich über eine bestimmte Strecke zu bewegen – und genau das testet unsere Ausdauerfähigkeit und im weiteren Sinne auch die VO_2Max. Denn MAF-Test und VO_2Max hängen eng zusammen. Die breite aerobe Basis, die wir mit dem MAF-Test entwickeln, ist Grundlage für die VO_2Max, und nur wer im MAF-Test konsistente Ergebnisse erzielt, kann dann auch effizient an der Grenze der maximalen Sauerstoffaufnahmekapazität trainieren.[46]

Durch diese enge Korrelation kann der MAF-Test als simples, aber einfaches Testing-Tool für die Ausdauerfähigkeit genutzt werden und uns Aufschluss darüber geben, wie es mit unserer aeroben Kapazität aussieht – und genau dafür empfehle und nutze ich ihn auch standardmäßig. Wer beim MAF-Test Schwierigkeiten hat, braucht zunächst weder Intervalle noch Tempo- noch Schwellenläufe, braucht kein HIIT oder sonstige elaborierte Protokolle – sondern einfaches, grundlegendes, langsames Lauftraining (oder Rad- oder Walkingtraining).

Die MAF-Regel besagt demnach, dass, wer beim MAF-Test schon mit der Vorgabe Probleme hat, dringend an seiner Grundlagenausdauer arbeiten muss. Wer die Vorgabe erfüllt, aber wessen Zeiten zwischen den Kilometern sehr stark variieren (mehr als 60 Sekunden von Km 1 bis Km 5), auch der sollte sich verstärkt auf die Ausdauer konzentrieren. Alle anderen können den Test wunderbar nutzen, um alle vier oder acht Wochen den Fortschritt des eigenen Lauf- oder sonstigen Ausdauertrainings zu evaluieren. Denn wessen Ausdauer und VO_2Max sich stetig verbessern, der wird auch stetig bessere und konstantere Ergebnisse im MAF-Test erzielen. Und damit wirklich und nachgewiesenermaßen *fitter* werden.

ALLTAGSTIPP:

Fünf Kilometer am Stück mögen nicht für alle Personen von Beginn an machbar sein, wenn die muskuläre Ausdauer nach längerer Inaktivität noch nicht gegeben ist. Bemerkbar macht sich das daran, dass nach einigen Kilometern die Beine einfach so müde sind, dass es nicht mehr geht. In einem solchen Fall kann die Distanz reduziert werden, auf zwei oder drei Kilometer. Ziel sollte allerdings sein, zeitnah in der Lage zu sein, die fünf Kilometer vollständig zu absolvieren. Wann immer der MAF-Test absolviert wird, ist es ratsam, eine flache Strecke zu wählen und übermäßige Steigungen zu vermeiden.

46 Maffetone / Laursen 2020, S. 4–5.

8. BEWEGLICHKEIT – ODER: DIE BESENSTIEL-ÜBER-KOPF-REGEL

Wer sich täglich bewegt, sich hinlegen und wieder aufstehen kann und dann in der Lage ist, 60 Sekunden an einer Stange zu hängen, der darf ruhig anfangen, eines der besten Trainingstools überhaupt zu nutzen: den Besenstiel.

Mobilität ist, wie oben gesehen, im Grunde die Verbindung aus Stabilität und Flexibilität, das heißt eine Verbindung von Kraft mit Beweglichkeit. Man sieht kleinere Kinder, die sich problemlos auf dem ganzen Fuß in die tiefe Hocke setzen können, denen allerdings häufig die Kontrolle in dieser Position fehlt. Ihre Knie knicken nach innen, ihr Rücken rollt ein und sie wirken nicht wirklich *stabil*. Erwachsene hingegen schaffen es häufig schlichtweg nicht mehr, sich in die tiefe Hocke, also eine Kniebeuge, bei der die Beinrückseiten die Waden bedecken, zu setzen, und den ganzen Fuß auf dem Boden zu lassen – sie sind also nicht *flexibel*.

Während uns das Hinlegen und Aufstehen eine Aussage darüber gegeben hat, *ob* solche Probleme mit der Mobilität vorliegen, können wir mithilfe eines Besenstiels relativ leicht herausfinden, *wo* sich diese Probleme genau befinden – also in welchem der großen Gelenke: Hüfte, Knie, Schultern, Sprunggelenke.

Wir greifen den Besenstiel in einem breiten Griff, halten ihn mit ausgestreckten Armen über unserem Kopf, sodass die Oberarme von der Seite aus betrachtet leicht hinter den Ohren sind und setzen uns dann in die tiefe Hocke: die Überkopfkniebeuge.

Was einfach klingt, wird für die meisten Menschen schlichtweg nicht durchführbar oder aber zumindest ein sehr schwieriges Unterfangen sein – was nicht schlimm ist, sondern lediglich ein Ausdruck der Tatsache, dass wir uns viel zu wenig um unsere Mobilität kümmern.

Als Andreas den Besenstiel zum ersten Mal über Kopf streckte, gelang es ihm nicht, seine Arme gerade zu lassen, was ein unmittelbarer Hinweis darauf war, dass er mit Einschränkungen im Bereich der Schultern und des Nackens zu kämpfen hatte.

Alice konnte zwar die Arme strecken, fiel aber fast um beim Versuch, in die Hocke zu gehen, weil ihre Sprunggelenke es ihr schlichtweg nicht ermöglichten, dass die Knie über die Fußspitzen kamen.

Sylvie klappte jedes Mal im Becken ein, was ein guter Hinweis auf die mangelnde Stabilität im Becken- und Hüftbereich war, eine Struktur, die im Tanzsport häufig lange in einer kompromittierenden Situation gehalten wird.

Can schließlich musste die Füße wie ein Sumo-Ringer nach außen drehen, um die Position einnehmen zu können – auch hier ein Hinweis auf Themen in der Hüfte.

Im Prinzip ist die Überkopfkniebeuge mit dem Besenstiel ein Test, bei dem fast jede:r auf die ein oder andere Art mit Problemen zu kämpfen haben wird, aber gerade deshalb ist er so wertvoll. Als Realitätstherapie legt er radikal offen, wo sich Schwachstellen und Bewegungseinschränkungen befinden, was einer der zentralen Gründe ist, warum die Überkopfkniebeuge auch der erste Test im sogenannten *Functional Movement Screen (FMS)* des amerikanischen Physiotherapeuten und Mitbegründers der *Functional Training*-Welle, Gray Cook, ist.[47]

Was wir wollen, sind gestreckte Arme durchweg, mit den Oberarmen knapp hinter den Ohren, einen möglichst aufrechten Oberkörper und eine volle tiefe Hocke, bei der die Beinrückseiten die Waden bedecken und der Fuß vollständig auf dem Boden bleibt.

Je nachdem, welches Gelenk die größten Probleme hat, lassen sich spezifische Interventionen finden, um die Beweglichkeit hier zu verbessern. Sind es die Schultern, wie bei Andreas, kann man eine simple Rotation mit dem Besenstiel machen, das heißt den Besenstiel mit breitem Griff im Stand von vorn über den Kopf nach hinten rotieren.

Ist es die tiefe Hocke, die Probleme bereitet, kann man diese Position zunächst ohne Überkopfarbeit einnehmen, sich möglicherweise mit den Händen erst mal festhaltend, und dann jeden Tag einige Minuten hier verbringen, um die Mobilität zu verbessern.

Um die Überkopfkniebeuge zu üben, kann man seine Fersen auf zwei dicke Bücher stellen und wird feststellen, dass die Erhöhung plötzlich die gesamte Bewegung erleichtert. Mit der Zeit können die Bücher dünner werden und schließlich irgendwann gänzlich wegfallen.

Die Überkopfkniebeuge ist der Punkt, an dem sich Realitätstherapie und Trainingsintervention treffen und sie gewissermaßen verschmelzen. Sie ist zwar einfach durchzuführen, aber gleichzeitig eine absolute körperliche Herausforderung. Und sie bietet in ihrer Klarheit einen wunderbar einfachen Standard: mit gestreckten Armen problemlos die tiefe Hocke einnehmen zu können – das sollte das Beweglichkeitsziel sein, das uns über die gesamte Lebenszeit in die Lage versetzt, fast alle Positionen des Alltags problemlos einnehmen zu können.

Ja, die Überkopfkniebeuge ist eine fortgeschrittene Übung, aber sie ist in ihrer Kombination aus Einfachheit mit Nutzen nahezu einzigartig. Natürlich ist sie nicht für jede:n zu jedem Zeitpunkt der perfekte Test, aber sie kann problemlos zerlegt werden: in die Überkopfposition und die Kniebeugenposition. Beide Teilbewegungen können für sich trainiert und verbessert werden, um zusammengeführt zu werden, wenn die Zeit gekommen ist. Denkbar ist auch, sich zunächst mit dem Besenstiel überkopf auf einen Stuhl zu setzen, dann auf einen Hocker und irgendwann die volle Bewegung zu durchlaufen.

Die Überkopfkniebeuge verbindet eine Brustwirbelsäulen-Extension, also Streckung, mit einer Beugung und Streckung der Knie, Hüfte und Sprunggelenke und deckt genau damit viele Grundmuster der Bewegung ab – und auch grundlegende Problemstellen fast aller vorrangig sitzenden Menschen, was sie unendlich wertvoll macht.

---

47 Cook 2014, v. a. S. 63–71.

Wer die Überkopfkniebeuge beherrscht, kann von hier aus zudem wunderbar den Unterkörper und die Beine kräftigen: So kann man mehrere Wiederholungen der Übung hintereinander ausführen, mit seiner sehr langsamen (3–5 Sekunden) Ablassphase und einer Pause unten, was die Beine, den unteren Rücken und den Rumpf kräftigt. In einem nächsten Schritt kann man dazu übergehen, den Besenstiel nicht überkopf, sondern mit gestreckten Armen vor sich zu halten und ein Bein in der Luft zu halten, während das andere Bein die komplette Arbeit macht – eine Herausforderung für die Beinkraft. Die Überkopfkniebeuge dient damit nicht nur als Ausgangspunkt für die Analyse der eigenen Beweglichkeit, sondern ebenso als Basis für die Entwicklung der Kraft in den Beinen.

Denn in ihrer unbarmherzigen Radikalität ist die Überkopfkniebeuge ein recht aggressiver Gegenentwurf zu allen Bewegungsmustern, die wir im Alltag einnehmen: die Arme vor dem Körper in halb gestreckter Position, die Hüfte immer halb gebeugt, den Oberkörper leicht nach vorn gebeugt, die Sprunggelenke in Neutralstellung – das ist die Haltung, in der wir große Teile des Tages verbringen. Im klassischen Fitnessstudio ändert sich diese Haltung an den meisten Geräten nicht grundlegend, gerade bei Anfänger:innen: Sie sitzen an Geräten, arbeiten hauptsächlich nach vorn und werden in ihrer Beweglichkeit kaum herausgefordert.

Dagegen steht der simple Besenstiel mit der Kniebeuge. Plötzlich sind die Arme nach hinten oben gestreckt, die Sprunggelenke müssen genau wie die Knie vollständig gebeugt werden, es kommt Bewegung in Brust- und Lendenwirbelsäule, wo vorher holzpflockartige Statik war.

Die Übung lacht uns unsere Einseitigkeit aus Auto- oder Bahnfahrten, endlosen Bürotagen und Feierabenden vor kleinen oder etwas größeren Bildschirmen hämisch ins Gesicht, aber sie reicht uns gleichzeitig die Hand, indem sie uns sirenenartig singend verspricht, dass sie weiß, was es besser macht. Und weil das alles so wehtut, wollen wir ihr einfach glauben.

Aus Bürokrieger:innen werden Alltagsathlet:innen mit stolz erhobenem Besenstiel – der, nebenbei, um die 5 Euro im Baumarkt kostet, ganz ohne Rabattcodes, Black-Friday-Angebote oder Amazon Prime Days.

Alltagstipp:

Für wen die Überkopfkniebeuge zu fortgeschritten ist, der darf damit beginnen, zunächst die Kniebeuge zu lernen: an einem Türrahmen festhalten, in die tiefe Hocke (Beinrückseite bedeckt die Wade) gehen, beide Füße vollständig auf dem Boden, Rücken bewusst gerade halten. Diese Position halten und schrittweise ausbauen, bis ca. 3 Minuten am Stück möglich sind. Dann sukzessive die Unter-

stützung durch das Festhalten reduzieren, bis die Position auch frei gehalten werden kann, etwa 90 Sekunden sollten das Ziel sein. Zeitgleich dazu können auch schon normale Kniebeugen trainiert werden, zunächst an einem Stuhl, dann frei, bis etwa 20 Wiederholungen am Stück möglich sind. Zusätzlich wird die Besenstielrotation geübt, bei der der Besenstiel vor dem Körper so breit gegriffen wird, dass es mir gelingt, den Besenstiel mit gestreckten (!) Armen mehrmals von vorn nach hinten zu rotieren, ohne zu schummeln. Sobald das schmerzfrei und flüssig funktioniert, können die Kniebeuge und die Überkopfposition mit Besenstiel kombiniert werden und die Überkopfkniebeuge als Ganzes durchgeführt werden.

9. EXPLOSIVITÄT – ODER: DIE WEITSPRUNG-REGEL

Tests, Assessments und Leistungschecks gibt es in der Trainingswissenschaft viele – und viele davon kosten sehr viel Geld. Für die meisten Menschen bleibt die Aussagekraft aber sehr begrenzt. Laktattests beispielsweise kosten um die 100 Euro, aber die wenigsten Menschen sind in der Lage, mit den Werten etwas anzufangen oder sie für ihr tatsächliches Training bzw. ihre KPIs zu nutzen.

Ich bevorzuge Tests, die einfacher sind. Daher mag ich es, Menschen, die in meinen Trainingsraum kommen, an eine Linie zu stellen und sie aus dem Stand nach vorn springen zu lassen: der stehende Weitsprung. Gemessen wird die Distanz von der Absprunglinie bis zur Ferse des Fußes, der am weitesten hinten gelandet ist. Es gibt drei Versuche, wir notieren den weitesten. Es gibt keinen einfacheren, simpleren Test, als aus dem Stand nach vorn zu springen und zu messen, wie weit man gesprungen ist. Der Standweitsprung ist grundsätzlich überall durchführbar und er sagt uns sehr viel darüber, wie es um unsere Leistungsfähigkeit und vor allem unsere Muskulatur bestellt ist, was mit ein Grund dafür ist, warum er als »general index of muscular fitness« vorgeschlagen wurde.[48]

Dan John, ein amerikanischer Strength & Conditioning Coach, der für pragmatische Lösungen bekannt ist, hat in seinem Buch *Can You Go?* darauf aufmerksam gemacht, dass er den stehenden Weitsprung als Instrument benutzt, um bei seinen Athlet:innen den Erfolg des Trainings zu bewerten. Denn wenn jemand zwölf Wochen fokussiert trainiert hat und das Trainingsprogramm ihn oder sie explosiver gemacht hat, dann müsste der Standweitsprung am Ende der zwölften Wochen weiter sein als davor. Ist er es nicht, war das Trainingsprogramm nicht optimal oder es wurde nicht trainiert.[49]

48 Castro-Piñero et al. 2014.
49 John 2015, S. 39–40.

Die Besonderheit des Sprungs aus dem Stand ist nicht nur, dass er die Sprungkraft testet, sondern vor allem die Fähigkeit der sogenannten *Posterior Chain*, also der hinteren Kette, Kraft zu generieren. Die hintere Kette umfasst das Gesäß, den unteren Rücken, die Beinrückseiten und die Waden und ist zu etwa 70 % für die Beschleunigung zuständig. Das heißt, wer schneller laufen will, wer sich explosiv bewegen möchte, wer agil sein möchte – braucht eine starke und gut funktionierende hintere Kette.

Explosivität ist dabei nichts, was Spitzensportler:innen vorbehalten sein sollte. Wie oft kommt es vor, dass wir schnell reagieren müssen, weil ein Gegenstand droht herunterzufallen? Weil wir den Bus kriegen wollen, der uns vor der Nase davonfahren möchte?

Explosive Bewegung ist nicht nur eine Funktion der Muskeln, sondern vor allem auch des Nervensystems. Unser Kopf muss in der Lage sein, unserem Körper innerhalb kürzester Zeit zu sagen, dass eine bestimmte Bewegung ausgeführt werden muss. Der Kopf nutzt dazu bestimmte Muskelfasern, die sogenannten schnell zuckenden Fasern. Allerdings gehen uns sowohl diese speziellen Fasern wie die Fähigkeit zur Explosivität verloren – nicht nur dann, wenn man sie nicht nutzt, sondern natürlicherweise mit dem Alter. Bis etwa 70 ist dieser Prozess linear, danach nimmt die Geschwindigkeit, mit der wir Geschwindigkeit verlieren, rapide zu.

Mutmaßlich durch morphologische Veränderungen (Atrophie von Typ-II-Muskelfasern, verringerte Muskelmasse), Veränderungen des kontraktilen Gewebes und biochemische Veränderungen im Muskel (veränderte Enzymaktivität, weniger Laktatproduktion) schwindet die Fähigkeit zu schnellen, maximalen Kraftleistungen mit dem Alter.[50]

Dan John stellt demnach auch richtig fest: »The loss of explosive movement [...] is one of the markers of old age.«[51] Wir hören mit dem Alter auf, uns schnell zu bewegen – und können uns irgendwann nicht mehr schnell bewegen. Wir wundern uns, warum wir schneller fallen, warum wir nicht mehr hinterherkommen, warum unsere Reaktion so langsam geworden ist. Die Antwort liegt darin, dass wir die Fertigkeiten nicht mehr nutzen, die es uns ermöglichen, schnell zu sein. Die meisten Menschen, die ich an meine Weitsprunglinie stelle, lachen verlegen und sagen, dass sie »ewig« nicht mehr gesprungen seien. Und darin ist die Ursache des Problems begründet.

Die einzige Lösung liegt darin, sowohl maximale Kraftbelastungen als auch sehr schnelle, explosive Belastungen so lange wie möglich in der eigenen Routine zu behalten. Um es einfach zu machen: Wir müssen springen! Wir müssen rennen. Sprinten. Und sehr hohe Gewichte bewegen. Wir müssen unseren Körper dazu zwingen, seine schnell zuckenden Muskelfasern zu nutzen – und das können wir tatsächlich nur, wenn wir uns oder etwas in kurzer Zeit auf maximale Geschwindigkeit beschleunigen.

---

50 Reaburn / Dascombe 2008.
51 John 2015, S. 40.

Natürlich geht es darum, jeder Person einen sicheren Zugang zu explosiven Bewegungen zu ermöglichen, und nicht jede:r kann noch springen – aber die abzuholen, die es noch können, muss das Ziel sein, und für die, die es nicht mehr können, Lösungen zu finden, schnelle Kraftentwicklung zu trainieren.

Ich möchte grundsätzlich, dass jede Person, mit der ich arbeite, zumindest so weit springen kann, wie sie groß ist.[52] Ambitioniertere und jüngere Hobbysportler:innen sollten darauf abzielen, das 1,2- bis 1,4-fache ihrer Größe (in Zentimetern) zu springen. Von AthletInnen erwarte ich noch deutlich weitere Sprünge, je nachdem, wie viel Explosivität und Schnellkraft ihr Sport erfordert. Für die meisten anderen Menschen jedoch sollte es ausreichend sein, die eigene Körperlänge zu springen und dieses Niveau zu halten, solange es irgendwie möglich ist. Der Weg dorthin führt entweder über den Sprung selbst oder über richtiges Krafttraining. Die zentrale Übung für die oben angesprochene hintere Kette ist dabei das Aufheben von Dingen vom Boden – Kreuzheben heißt die Übung im Fachjargon. Da das Heben bei richtiger Technik primär aus Gesäß und Beinbeuger realisiert wird, ist das neben den Kniebeugen (Kapitel Beweglichkeit) und dem Hängen oder Klimmzug (Kapitel Kraft) die dritte wichtige Übung, um echte Kraft zu entwickeln.

Denn nur wer etwas Schweres überhaupt bewegen kann, wird es beschleunigen können. Der Standweitsprung sagt uns also sehr viel darüber, ob wir mehr für unsere Kraft tun sollten oder ob wir uns auf einem Niveau bewegen, das in Ordnung ist. Er ist ein einfaches, praktikables und wertvolles Tool, um unseren Status quo zu messen und uns eine Orientierung zu geben, wo unsere Defizite liegen.

Die meisten von uns haben als »gesunde« Formen von Training im Alter Radfahren, Schwimmen und Spazieren im Kopf – aber das ist nur die halbe Wahrheit. Wir brauchen gerade die kurzen, hochintensiven Belastungen, die uns aus der Komfortzone holen können und damit sehr viel für unsere Gesundheit tun.[53]

Alltagstipp:

Für den Anfang muss es kein gemessener Sprung sein – ich empfehle gern, mit Kindern oder Enkelkindern einfach mal nach draußen zu gehen, beispielsweise auf einen Sportplatz, und einige gemeinsame stehende Weitsprünge zu üben. Kinder haben in der Regel großen Spaß daran. In den meisten Fällen reicht es, mit der Schrittlänge grob abzuschätzen, wie weit man gekommen ist. Außerdem fühlt man, wie schwer das Springen fällt. Wer merkt, dass er oder sie kaum von der Stelle kommt, weiß, dass es eine gute Idee wäre, an der eigenen Kraft zu arbeiten (und das funktioniert unabhängig vom Alter).

52 Froböse 2018, S. 134–135, bietet eine Tabelle mit Alters- und Geschlechtsstandards für den Standweitsprung.

53 Ristow et al. 2014.

10. ERFOLGSKONTROLLE – ODER: DIE FORTSCHRITT-MESSEN-REGEL

Interessanterweise sind es immer die Kund:innen, bei denen sich im Laufe der Monate oder Jahre am meisten getan hat, die irgendwann vor mir sitzen und sich beklagen, dass sie keinen Fortschritt sehen würden. Häufig fehlt ihnen dann die Motivation, ihnen fehlt der Wille, weiterhin Sport zu treiben, weil sie nicht sehen, wofür sie das eigentlich tun. Das Gewicht ist weitgehend gleich geblieben, so sagt es die Waage (vielleicht sind es 2, 3 kg weniger, aber sollte man durch Sport nicht ganz locker 8, 10 kg abnehmen?), der Blick in den Spiegel offenbart keine großen Veränderungen – und fitter? Ist man irgendwie vielleicht, aber auch nicht so richtig, weil einen Marathon könnte man jetzt auch nicht problemlos laufen.

An einen solchen Punkt kommen alle Hobbysportler:innen irgendwann, wenn sie nicht auf ein spezifisches Ziel hintrainieren, wie es Amateur- oder Profisportler:innen tun, die regelmäßige Leistungsbestimmungen haben, die ihnen zeigen, was sich verändert hat.

Wer jedoch mit dem Ziel, ein bisschen abzunehmen und etwas fitter zu werden, mit Sport beginnt, der fragt sich irgendwann, was der ganze Aufwand eigentlich gebracht hat. Denn – auch das muss ganz klar gesagt werden – niemand, der sich dazu aufrafft, in seinem Alltag pro Woche zweimal 30 Minuten Krafttraining im Fitnessstudio oder einen langen Lauf und ein paar Intervalle auf der Bahn unterzubringen, wird der nächste Arnold Schwarzenegger oder Usain Bolt. Da die *subjektive* Veränderung, die für viele mit der Implementierung von regelmäßigem Sport einhergeht, aber enorm ist, ist die Erwartungshaltung auch entsprechend groß – und die Ernüchterung häufig noch größer.

Die allermeisten Menschen, die eine außergewöhnliche Physis, eine außergewöhnliche Performance präsentieren, haben häufig jahrzehntelang dafür trainiert, und zwar nicht zweimal pro Woche, sondern fünf-, sechs-, manchmal sieben- oder achtmal. Häufig zweimal am Tag. Dennoch erwarten wir, dass wir sofort die Muskeln wachsen sehen, sobald wir uns mit 35, 40, 45 Jahren endlich dazu aufraffen, ein paar Gewichte zu stemmen. Und wenn das nicht passiert, sind wir frustriert, denken, dass nichts passieren würde, und brechen ab – und berauben uns gerade dadurch der Erfolge.

Dieses Muster gilt für Trainings- genauso wie für Ernährungsinterventionen, und es ist einer der häufigsten Punkte, warum Menschen aufhören, sich aktiv um ihre Gesundheit zu kümmern – weil sie nicht sehen, was es ihnen bringt.

Der Fehler wird häufig gleich zu Beginn gemacht. Wenn wir anfangen, uns zum Sport oder zu gesunder Ernährung aufzuraffen, gehen wir davon aus, dass wir schon sehen werden, was es gebracht hat. Tatsache ist aber, dass man das nicht ohne Weiteres tut – man muss es *sichtbar machen*.

Im Hobby- und Gesundheitssportbereich ist also jede und jeder Einzelne dafür verantwortlich, nicht nur seine Ziele (siehe Kapitel: Die 100-Jährigen-Olympiade), sondern auch den Fortschritt sicht- und messbar zu machen.

Deshalb arbeite ich generell mit der »Fortschritt-messen-Regel«. Dabei geht es nicht darum, dass man zwangsläufig wie ein Leistungssportler oder eine Topathletin regelmäßige Leistungstests machen müsste, die einen an die Belastungsgrenze bringen, sondern es geht darum, seinen Fortschritt in bestimmten Aspekten von Bewegung oder Ernährung festzuhalten.

Beweglichkeit und Kraft lassen sich über einfache Tests nachverfolgen, die ich in den Kapiteln »Beweglichkeit« und »Kraft« beschrieben habe. Die Bewegungsqualität lässt sich am einfachsten über Videos von sich selbst beim Ausführen der Bewegung nachvollziehen – und die meisten sind erstaunt, wie groß der Unterschied ist zwischen dem ersten Video, das man bei einer Bewegung wie beispielsweise der Kniebeuge von sich macht, und dem Video nach einem Jahr Training ist. Genau solches visuelles Feedback und sichtbarer Fortschritt motivieren, weil sie uns zeigen, dass Verbesserung eintritt.

Dasselbe gilt für Fotos von sich selbst – ein Startfoto zu Beginn einer Sport- und Ernährungsintervention und ein Kontrollfoto nach drei Monaten offenbart unter Umständen erstaunliche Unterschiede (sofern man wirklich konstant geblieben ist), nicht nur bei der generellen Optik, sondern auch bei der Haltung. Gerade im Bereich des Rückens kann Krafttraining vieles bewirken, was kaum auffällig ist, wenn man sich täglich im Spiegel sieht, was aber in einem Vorher-Nachher-Vergleich plötzlich ins Auge springt.

Zudem empfehle ich gerade solchen Menschen, die aufgrund von chronischen Beschwerden oder Verspannungen mit Sport beginnen, eine Schmerzkarte anzufertigen, auf der sie notieren, wo genau sie Schmerzen haben, in welcher Intensität und Häufigkeit. Nach einem halben Jahr regelmäßigen Trainings zeichnen sie eine weitere Schmerzkarte, ohne ihre alte zur Hand zu haben, und vergleichen dann die beiden Skizzen. Die Verbesserungen sind häufig frappierend, weil Intensität wie Frequenz der Schmerzen sich reduziert haben, aber auch weniger Schmerzpunkte insgesamt vorhanden sind.

Schließlich ist es sinnvoll, seinen Fortschritt auch mithilfe des Regenerationsbedarfs sichtbar zu machen. Ein gutes Beispiel ist ein Sonntagslauf von 10 Km, für den man zu Beginn eines Trainingsprogramms vielleicht 60 Minuten braucht – und danach drei Tage Muskelkater hat, der das Treppensteigen zum Problem werden lässt. Läuft man drei Monate danach dieselben 10 Kilometer in derselben Zeit und spaziert aber am nächsten Tag munter ganze Stockwerke hinauf und hinunter, so ist das ein Erfolg, über den man sich zu Recht freuen kann. Der Körper hat gelernt, nach Belastung besser zu regenerieren – und es uns ermöglicht, ein aktiveres Leben zu führen.

Solche Beispiele ließen sich mehr anführen – wichtig ist, sich selbst darüber klar zu werden, dass man die Veränderungen, die man durch Training und Ernährung erzielt, sichtbar machen muss. Diese Sichtbarkeit gibt uns Sicherheit, dass das, was wir tun, sinnvoll ist, uns weiterbringt und zum Erhalt oder zur Verbesserung unserer Gesundheit beiträgt. Und sie ermöglicht uns andererseits, Veränderungen in Ernährung oder Training vorzunehmen, wenn nicht das passiert, was wir uns erhofft haben.

Man muss nicht alles messen und den Leistungsgedanken nicht in jeden Bereich des Lebens tragen, aber man darf sich dabei unterstützen, stolz auf sich zu sein, wenn man Dinge regelmäßig und nachhaltig tut. Denn das ist etwas ganz anderes als wahnhafte Selbstoptimierung. Es ist letztlich eine Maßnahme, um nachhaltig Freude an Bewegung zu entwickeln.

Alltagstipp:

Einen direkten und für die eigene spezifische Zielsetzung sinnvollen Test vor dem Sportstart überlegen und durchführen. Wer mit Training, gleich welcher Art, startet, überlegt sich am besten vor dem Start, was damit erreicht werden soll. Ich will fitter werden? Gut, woran fiel mir auf, dass ich unfit bin? An den Treppen in meine Wohnung? Ich notiere, wie lange ich für die Treppen brauche – und wiederhole den Treppentest in drei Monaten. Wer abnehmen möchte, macht am besten Fotos von sich, und wer Schmerzen hat, startet mit der oben erwähnten Schmerzkarte.

II. FREQUENZ – ODER: DIE 3/52-REGEL

Die häufigste Frage, die man gestellt bekommt, wenn man sich beruflich mit Training beschäftigt, ist die, welches Training, welche Übung, welche Methode die »beste« sei. Was hilft am effektivsten dabei, Gewicht zu verlieren? Mit welcher Trainingsmethode nimmt man am schnellsten ab? Wie wird man am schnellsten »fit«?

Wenn die Antwort auf alle Fragen in der echten Welt 42 ist, ist sie in der Fitnesswelt 3/52. In der Regel ist meine Antwort auf all diese Fragen nämlich: Die beste und effektivste Methode ist die 3/52-Methode.

Was hochtrabend klingt, ist eine einfache Regel: die 3-auf-52-Regel. Drei Tage pro Woche, 52 Wochen pro Jahr. Für die weitaus meisten Menschen ist dieses einfache Prinzip tatsächlich die Antwort auf all ihre Fragen. Denn der große Vorteil derjenigen, die keinen Sport treiben, ist, dass sie nahezu alles machen können und davon profitieren werden.

Wer fragt, ob er oder sie täglich das 7-Minuten-Workout[54] absolvieren, 100 Liegestütze am Tag machen oder täglich eine Meile laufen solle, dem oder der antworte ich: mach, was dir am meisten Freude bereitet – wer von Inaktivität kommt, profitiert von nahezu allem.

Die 3/52-Regel besagt, dass wir, bevor wir uns im Detail um Inhalte, Methoden oder Trainingspläne kümmern müssen, zuerst einmal eine Regelmäßigkeit erzeugen sollten: dreimal pro Woche, 52 Wochen im Jahr. Erlaubt ist also, was Spaß macht und was es ermöglicht, konstant zu bleiben. Für viele kann das eine Möglichkeit sein, in der eigenen Wohnung oder im eigenen Haus Sport zu treiben, für andere eine Mischung aus Besuchen im Yoga-Studio und Joggingrunden. Wichtig ist lediglich, dass eine Konstanz in den durchgeführten Sportarten erkennbar ist und dass es gelingt, die Trainingsfrequenz aufrechtzuerhalten.

Es gibt in der Trainingswissenschaft drei Hauptkomponenten der sogenannten Belastungssteuerung:[55] Volumen oder Umfang (also wie lange ich trainiere), Intensität (also wie schwer ich trainiere) und eben Frequenz. Aus wissenschaftlicher Sicht ist es für Trainingserfolg und -fortschritt grundsätzlich egal, ob mehrmals pro Woche kürzer oder seltener pro Woche länger trainiert wird,[56] aber im echten Leben und vor allem für Menschen, die gerade mit Sport beginnen oder sich schwertun, eine Sportroutine zu entwickeln, stellt sich die Sache etwas anders dar.

Im Grunde ist es mit Training wie mit allem, was wir neu lernen oder als Routine in unseren Alltag integrieren möchten: Wir müssen es regelmäßig tun, damit es uns leichtfällt. Wer beginnt, einen Roman zu lesen, und sich nur einmal die Woche dafür Zeit nimmt, wird unter Umständen schwer in die Geschichte finden, weil er jedes Mal wieder überlegen muss, worum es eigentlich genau ging. Wer eine Sprache lernt, wird sich wesentlich leichter tun, sich an mehreren Tagen mit der Sprache zu beschäftigen als einmal pro Woche. Wer mit regelmäßiger sportlicher Betätigung beginnen will, sollte den Fokus demnach auf die Regelmäßigkeit legen – weil sich nur so eine Gewohnheit etablieren lässt. Gesundheitspsycholog:innen fanden in einer großen Humanstudie bereits 2002 heraus, dass die Compliance und das »Dranbleiben« hinsichtlich Bewegung deutlich leichter fällt, wenn man sehr häufig und dafür kürzer trainiert.[57]

Was heißt Regelmäßigkeit, wenn wir uns unerfahrene oder untrainierte Menschen ansehen?

2015 haben Forscher aus Potsdam und Groningen in einer großen Metaanalyse gemeinsam untersucht, was laut der Forschung die wichtigsten Faktoren sind, wenn es

54 Klika / Jordan 2014.

55 Wernborn et al. 2007. Die Definitionen der Belastungskomponenten sind in der Wissenschaft etwas komplexer als hier dargestellt.

56 Schoenfeld et al. 2019; Grgic et al. 2018.

57 Perri et al. 2002.

um Trainingsanpassungen bei älteren Menschen geht, die allgemein möglichst fit und in Form bleiben wollen. Die Antwort überrascht wenig: Die Frequenz – also die Regelmäßigkeit – war der entscheidende Faktor und liegt bei 2,34 Trainingseinheiten im wöchentlichen Schnitt über 50 bis 53 Wochen.[58] In einer qualitativ hochwertigen Studie haben Forscher:innen aus Finnland 2019 festgestellt, dass Proband:innen von zwei oder mehr Trainingseinheiten pro Woche am stärksten profitierten, wenn es um allgemeine Gesundheitsmarker ging,[59] und in einer anderen Untersuchung wurde beobachtet, dass zwei Trainingseinheiten bereits ausreichten, um positive Effekte zu erzielen, das Optimum sich jedoch mit drei Einheiten erreichen ließ.[60]

Kurz gesagt: Für die weitaus meisten Menschen, die ein allgemeines gesundheitliches Interesse an Training und Sport haben, liegt die optimale Frequenz bei ungefähr drei Einheiten pro Woche – idealerweise ein Leben lang. Mehr kann leicht dazu führen, dass es Alltagsleben und Beruf beeinträchtigt und damit nicht nachhaltig durchzuhalten ist, weniger birgt die Gefahr, keine Routine zu finden und somit immer wieder anzufangen und abzubrechen.

Der beste Tipp, den ich daher geben kann, wenn es um das »beste« Training geht: das, was du machst und machen kannst – möglichst häufig, möglichst regelmäßig und möglichst lebenslang.

Alltagstipp:

Wer sich trotz bester Absichten schwertut, drei Sporteinheiten unterzubringen, der fängt zunächst einmal bei zwei an und notiert sie sich als wöchentlichen Termin, der dieselbe Verbindlichkeit hat wie ein Zahnarzttermin oder die Fahrt in die Autowerkstatt. Wichtig ist es, bei der Terminplanung realistisch zu bleiben und langfristig zu denken – eine Yoga-Session von 90 Minuten jeden Dienstagmorgen um 4.30 Uhr einzuplanen, dürfte für die wenigsten durchzuhalten sein. An den Kühlschrank kommt ein einfacher Zettel mit 104 Kästchen, nach jeder absolvierten Einheit wird ein Kästchen abgehakt. Terminierung und Erfolgskontrolle hat man so auf einmal erledigt.

58 Borde et al. 2015.
59 Ihalainen et al. 2019.
60 Stavrinou et al. 2018.

REGELN 12–22: ERNÄHRUNG

Ernährung ist im Grunde nicht kompliziert, aber vielleicht das Thema, das am häufigsten und kontroversesten besprochen wird. Da es bei Ernährung nie *nur* um Essen geht, sondern um sehr vieles anderes – um Kultur, um das Recht auf Selbstbestimmung, um Politik, Ethik, Umweltschutz, Nachhaltigkeit, aber auch um sozialen Status, Gerechtigkeit und Geld –, ist das Thema emotional aufgeladen wie kaum ein anderes Gesundheitsthema.

Das macht es nicht leichter, darüber zu sprechen. Und dennoch – oder gerade deswegen? – spricht nahezu jede:r darüber. Jährlich erscheinen weltweit um die 400 populärwissenschaftliche Publikationen zum Thema Ernährung und täglich sicher Hunderte wissenschaftliche Studien. Hinzu kommt, dass jede:r isst und essen *muss* – was potenziell jede:n zum Experten und zur Expertin macht.

Dabei überschätzen die meisten maßlos, was Ernährung vom einen auf den anderen Tag verändern kann, aber unterschätzen, was Ernährung auf lange Sicht für Auswirkungen hat.

Wie also sollte man allgemeine Regeln formulieren, die für jeden zu jedem Zeitpunkt an jedem Ort funktionieren? Das ist nahezu unmöglich. Aber es ist sinnvoll, bestimmte Leitplanken festzulegen, innerhalb derer man sich bewegen kann und sollte, wenn es um die eigene Ernährung geht. Im Einzelnen lassen sich selbstverständlich an den Rändern Diskussionen darüber führen, wo diese Leitplanken im Detail entlanggeführt werden sollten – aber wenn zumindest die grobe Richtung klar ist, ist schon viel gewonnen.

Diese grobe Richtung formuliere ich am liebsten in einem simplen Satz, der relativ viel Wahrheit über Ernährung enthält: *möglichst frisch, möglichst bunt, möglichst regional, möglichst unverarbeitet und möglichst selbst zubereitet.*

Mit diesen fünf »Zutaten« wird niemand zum Ernährungsexperten, aber mit sehr hoher Wahrscheinlichkeit wird Ernährung für ihn dann kein Thema mehr sein.

12. ESSENSPLANUNG – ODER: DIE 15-AUF-21-REGEL

In jeder guten Beziehung gibt es einen Elefanten im Raum.

Es gibt ein Thema, um das man so lange einen großen Bogen macht, bis es sich nicht mehr vermeiden lässt; oder aber, bis jemand gegen den Elefanten stößt.

In jedem Buch, in nahezu jedem Gespräch über dieses seltsame Gebilde, das wir Fitness nennen, ist das die Ernährung. Der Grund ist relativ einfach: In Ernährungsfragen kann man sehr leicht sehr vieles richtig, aber gleichzeitig alles falsch machen. Im Gegensatz zu einer Überkopfkniebeuge, einem Hang an einer Stange oder einem Dienstagnachmittag, den man in einer Ecke herumfläzend verbringt, ist Nahrungsaufnahme nicht irgendein abstraktes Konzept oder eine seltsam anmutende Übung, sondern im wahrsten Wortsinne Leben.

Zwar muss jeder Mensch, genauso wie er oder sie essen muss, auch schlafen, allerdings ist hier die grundlegende Zielsetzung relativ klar: mehr schlafen ist in den meisten Fällen besser, zu wenig Schlaf ein Problem, und wenn man schlecht schläft, ist man schlecht gelaunt. Zwar kann der Weg zum Schlaf individuell unterschiedlich sein, der Schlaf selbst ist aber relativ ähnlich und selbst die unterschiedlichen Schlafarten – Bauchschläfer:innen, Seitenschläfer:innen und so weiter – haben bis jetzt noch keine hochpolitisierten Anhänger:innen und Gegnerschaften in Anschlag gebracht, die der jeweiligen Gegenseite vorwerfen, Raubbau an der Gesundheit zu betreiben.

Selbst die Kissen- und Matratzenindustrie ist in ihrer Marketingsprache fast zaghaft zu nennen im Vergleich mit den Nahrungsmittelherstellern, die uns nahezu täglich das nächste noch bessere Produkt in unsere weit geöffneten, stetig nach Essen lechzenden Münder hineinwerben.

Wir alle müssen essen und jede Nahrungsaufnahme führt zu einer direkten Reaktion. Wir alle haben tausendfach gegessen und tausendfach auf Lebensmittel reagiert. Wir alle haben in unserem Leben verschiedene Restaurants besucht, Leibspeisen gehabt und Unverträglichkeiten erlebt. Wir hatten Verdauungsprobleme, Verstopfung und Durchfall. Wir hatten großen und weniger großen Hunger, wir haben zu viel von allem und zu wenig von den Sachen gegessen, die man essen sollte – kurz: Wir alle sind absolute Expert:innen, wenn es um Ernährung geht. Denn kaum etwas anderes haben wir in unserem Leben so häufig mit so direktem körperlichen Feedback getan, wie zu essen.

Ernährung ist so unmittelbar mit uns verbunden, dass wir eine Haltung dazu einnehmen *müssen*, gleichzeitig gibt es so viele Haltungen, wie es Lebensmittel gibt, wodurch wir ständig geneigt sind, unsere eigene zu hinterfragen.

Ernährung hat zudem einen direkten Einfluss nicht nur auf uns, sondern auf alles um uns herum, weshalb Nahrungsaufnahme in der öffentlichen Meinung eben keine Privatsache, sondern eine soziopolitische Handlung ist.

Und schließlich findet Ernährung in vielen Fällen längst nicht mehr hinter verschlossenen Türen statt, sondern ist gleichzeitig immer auch eine öffentliche Handlung.

Dieses Paradoxon ist unmöglich aufzulösen – Ernährung bewegt sich im Spannungsfeld von absoluter individueller Notwendigkeit und allgemein-gesellschaftlicher Diskussion.[61] Das führt dazu, dass Ernährung einerseits zum allumfassenden, für alles verantwortlich zu machenden, bei jeder Gelegenheit als letztes Argument angeführten holistischen Gesundheitskonzept wird, über das jährlich in einem Ausmaß geschrieben, diskutiert und debattiert wird, das an Umfang über die Bibel hinausgeht; andererseits zum abschreckenden Gesundheitsdiktat, bei dem nahezu alles verboten scheint, weil alles mindestens einmal Krebs erregt hat, was im Umkehrschluss dazu führt, dass man sich überhaupt nicht mehr darum kümmert und einfach isst, was kommt.

Wenn ich neue Kund:innen sehe, stelle ich gerne eine einzige Frage: Ist Ernährung ein Thema für dich?

Grundsätzlich gibt es zwei Lager: diejenigen, die mehrere Unverträglichkeiten haben, Auslassdiäten probiert, glutenfreies Brot ein- und pestizidbehandelte Gemüsesorten aus ihrer Ernährung ausgeschlossen haben. Das sind dieselben, die bei der ersten Äußerung zu Ernährung den Stift zücken, mitschreiben und nur darauf warten, noch rigidere Vorgaben zu bekommen, die sie umsetzen können, die sich aber sehr schwer damit abfinden können, einfach mal zu essen, was kommt.

Auf der anderen Seite stehen diejenigen, die pauschal feststellen, dass sie sich »im Grunde gesund, aber zu oft mit Süßigkeiten« ernähren würden. In der Regel ist das die Fraktion, die isst, was kommt, aber sich schwertut mit klaren Vorgaben. Am liebsten wollen diese Personen einen »Hack« haben, der für sie alles verändert, ein Super-Food, eine Strategie, die nichts kostet, aber alles besser macht.

Die analytischen Esser:innen hingegen erwarten noch mehr Vorgaben, noch mehr Optimierungsmöglichkeiten, um noch ein Level weiterzukommen – in dem festen Glauben daran, dass Ernährung der Schlüssel zur ewigen Gesundheit ist.

Irgendwo dazwischen stehen die, die stetig zwischen unzufrieden und in Ordnung schwanken, die mal eine Diät machen und scheitern, die manchmal wollen und manchmal nicht.

Egal, wen ich vor mir habe, ich gebe zunächst nur eine einzige Regel hinsichtlich der Ernährung aus: die 15-auf-21-Regel.

Ich möchte, dass in einer Woche pro Tag drei Mahlzeiten gegessen werden, also 21 Mahlzeiten. Und ich möchte, dass 15 davon selbst zubereitet oder zumindest frisch gekocht worden sind.

61 Vgl. hierzu auch Fardet et al. 2014, die die Ernährungswissenschaft als sich in Richtung eines Dogmatismus bewegen sehen.

»Frisch gekocht« bedeutet, dass die Zutaten nicht vorher in einer Box oder einer Packung zusammengemischt wurden und jetzt nur erwärmt werden müssen, sondern es bedeutet, dass es eine Person gibt, die die einzelnen Zutaten in einer beliebigen Form kombiniert und daraus eine Mahlzeit zubereitet.

Ich bestehe nicht auf eigener Zubereitung, weil das für viele Menschen im Alltag nicht zu leisten ist. Viele Personen sind, aus verschiedenen Gründen, darauf angewiesen, auswärts zu essen, was ich grundsätzlich nicht für optimal halte, aber akzeptiere. Doch wenn auswärts gegessen wird, sollte es in der Mehrzahl der Fälle ein frisch zubereitetes Gericht sein.

Der Hintergrund ist einfach: Je »fertiger« ein Gericht ist, bevor es zubereitet wird, desto mehr Zusatzstoffe oder künstliche Geschmacksträger verstecken sich darin. Es gibt Ausnahmen, aber im Gros der Fälle trifft das exakt so zu.

Fertigsoßen sind deutlich zuckerhaltiger als frisch zubereitete, eine Lasagne aus der Tiefkühltruhe wird fast immer einen höheren Salz- und Fettgehalt aufweisen als eine beim Italiener zubereitete.[62]

15 von 21 Mahlzeiten selbst zuzubereiten oder dafür zu bezahlen, dass sie frisch gekocht werden, löst für die weitaus meisten Menschen die weitaus meisten Probleme, die sie mit Ernährung haben.

Unverträglichkeiten treten selten in der eigenen Küche oder in einem Restaurant auf, das frisch und hochwertig kocht. Ein zu hoher Salz-, Zucker- und Fettgehalt findet sich in der Hauptsache in industrieller Fertignahrung,[63] selten aber in frisch zubereitetem Essen. Unmengen an Essen verschlingen die weitaus meisten nicht von einer selbst gemachten Gemüsepfanne mit Reis, sondern vom All-You-Can-Eat-Imbiss für 9,99 € (den ich weder als frisch noch als gekocht anerkenne).

Mit der 15-auf-21-Regel lösen sich sehr viele Probleme hinsichtlich der Ernährung von selbst – nicht alle, aber die meisten. Daher empfehle ich grundsätzlich als Erstes, sich an diese Regel zu halten, bevor wir in irgendeiner Form tiefer in die Ernährung einsteigen, in Makronährstoffe, Gemüse und Ballaststoffe, vegan oder vegetarisch, in sämtliche Diskussionen also, die jeden normalen Menschen schneller in den Sog der Meinungen ziehen, als er oder sie »rotes Fleisch ist krebserregend« sagen kann.

62 Blech 2017.
63 Van Tulleken 2023.

Alltagstipp:

Wer darauf angewiesen ist, mehr als sechsmal in der Woche essen zu gehen – aus beruflichen oder sozialen Gründen –, kann in fast jedem Restaurant die »frisch zubereitet«-Variante wählen: Salate und Gemüsegerichte sind in nahezu allen Fällen frisch zubereitet, weil sie sich schlecht vorbereiten und aufheben lassen. Zudem ist es ratsam, nach der Tagesempfehlung zu fragen oder ein Gericht von der Tageskarte zu wählen, weil hier die Chance, dass die Mahlzeiten frisch zubereitet werden, am höchsten ist.

13. *LEBENS*MITTEL – ODER: DIE IM-KONTEXT-ESSEN-REGEL

Mit der Formel für die richtige Mahlzeitenverteilung im Hinterkopf haben wir einen ersten kleinen Schritt getan, sind aber noch weit davon entfernt, Ernährung für uns und über unser ganzes Leben strukturieren zu können. Denn wenn es um Ernährung geht, ist die erste Frage immer: Was ist gesund?

Was soll ich essen, damit ich gesünder leben kann, damit ich abnehme, leistungsfähiger, energetischer, weniger krank, weniger aufgebläht, fokussierter oder schlichtweg schöner bin. Was muss ich alles weglassen, damit mir das gelingt, und wie kann ich möglichst all das haben, ohne verzichten zu müssen. Rund um diese Fragen werden täglich Hunderte Zeitschriftenartikel geschrieben, es gibt Dokus, Serien und Zigtausende Social-Media-Kanäle, die sie beantworten wollen und immer neu stellen.

Denn Essen ist für die Industrienationen inzwischen etwas Dauerverfügbares und gleichzeitig Hochindividuelles geworden. Jede:r soll sein oder ihr Essen finden, im Dschungel der Möglichkeiten, für jede:n ist etwas dabei im Überangebot an Nahrung: Be Yourself – aber bitte im Rahmen der Vorgaben.

Welche das sind? Sagen uns sämtliche Zeitschriften, sagen uns Bücher, Expert:innen auf allen Programmen, sagen uns Wissenschaftler:innen, Berater:innen, Coaches, Laien, ehemalige Magersüchtige und Übergewichtige, sagen uns Umweltschützer:innen, militante Veganer:innen genauso wie rigorose Carnivore, erzählen uns Social Media und die Partybekanntschaft.

Die Frage nach *der* gesunden Ernährung gleicht der Suche nach dem Heiligen Gral und überfordert viele Menschen so sehr, dass im Angesicht des Übermaßes an Information und der ständigen Verfügbarkeit von Essen in den letzten Jahren gerade das Fasten, also eine Methode des Verzichts auf Nahrung, große Aufmerksamkeit erhalten hat.[64]

---

64 Vgl. Ristow et al. 2014.

Unser kategorisches Scheitern an der Antwort auf die Frage, was *die* gesunde Ernährung nun ist, liegt aber nicht daran, dass wir die Antwort nicht finden würden, sondern schlicht an der Frage selbst.

Denn Menschen essen nicht einfach nur etwas, sondern sie tun es auf eine bestimmte Art, unter bestimmten Voraussetzungen, mit unterschiedlichen Emotionen, Zielsetzungen und Auswirkungen. Wer eine Portion Pasta beim Italiener auf Elba isst, wird dieses Essen nicht nur anders wahrnehmen, sondern auch anders verstoffwechseln als eine andere Person, die ihre Pasta im Schnellimbiss um die Ecke isst – und rein analytisch haben beide Personen eine Portion Pasta gegessen. Diese Differenz der Pasta wird, aller Wahrscheinlichkeit nach, auch niemals eine qualitativ hochwertige Studie nachweisen können und der Grund dafür ist, dass Ernährung in allen Formen hochgradig individuell und situativ ist.

Ernährung ist kein gegebener Zustand, sondern ein sich stetig veränderndes Kontinuum, das sich über unser Leben, über den Raum, die Kultur, die Trends und regionalen Möglichkeiten wandelt. Wir aber sprechen über Ernährung, als könnte man eine allgemeingültige Aussage darüber treffen, wie *man* sich ernähren sollte.

Wer ist eigentlich dieses *man?* Betrifft es meinen einjährigen Sohn genauso wie meinen 76-jährigen Vater? Betrifft es meine schwangere Frau wie meine 74-jährige Mutter? Betrifft es mich selbst mit 20 genauso wie mit 60? Betrifft es mich als aktiven Boxer wie mich als Autor, der zehn Stunden täglich am Schreibtisch sitzt? Natürlich nicht.

So unterschiedlich, wie die Situationen sind, in denen wir essen, so unterschiedlich sind die Anforderungen, körperlichen Zustände und Bedarfe, derentwegen wir essen. Wir verändern uns und damit die Notwendigkeit von Essen, die Möglichkeiten zu essen und die individuellen Bedürfnisse, mit denen wir an Essen herangehen. Nur weil jede:r isst, heißt das nicht, dass wir alle gleich essen würden oder könnten – im Gegenteil. Unsere Ernährung ist keine in Stein gemeißelte Konstante, sondern ist kontextabhängig: Die äußeren Bedingungen verändern sich und damit unsere Anforderungen an Ernährung.

Kurz: Die Umstände von Ernährung, den Kontext, wird die Wissenschaft immer nur unzureichend erfassen können und wird jeder Allgemeinplatz der Medien immer verfehlen. Wir bezeichnen das als die *Co-Faktoren* – und die sind gerade im Bereich der Ernährung so zahlreich, dass es uns schlichtweg nicht gelingen wird, sie zu standardisieren.

Solange das so ist, werden wir keine letztgültigen Aussagen über einzelne Lebensmittel treffen können. Solange das so ist, werden wir weiterhin Schlagzeilen lesen über Nahrungsmittel, die auf quer gelesenen oder missverstandenen oder überinterpretierten Studien beruhen, und solange das so ist, werden wir mit einer Komplexität leben müssen, die unserem Wunsch danach, *eine* Antwort zu bekommen, entgegenläuft.

Aus diesem Grund ist die erste Regel meiner Beschäftigung mit Ernährung immer die *Im-Kontext-essen-Regel*. Während das saisonale, das den Jahreszeiten angepasste Essen schon lange ein wichtiger Faktor in der Ernährung ist, sollten wir erkennen, dass auch das Leben »saisonal« verläuft und sich mit der Lebensphase die Anforderungen an Ernährung verändern.

Ich plädiere daher grundsätzlich dafür, Ernährung nicht als ein dauerhaftes Konzept zu begreifen, sondern danach zu fragen, was in welchem Moment für einen selbst funktioniert und *funktional* ist. Funktional ist Ernährung immer dann, wenn sie die gegenwärtige Lebenssituation unterstützt und zwei Dinge leistet: Energie geben für die Anforderungen, die mich erwarten, und dafür sorgt, dass ich mich gut fühle, also kein Unwohlsein hervorruft, sondern zu meiner Entspannung beiträgt. Anstatt also die Frage zu stellen, was *die* gesunde Ernährung ist, frage ich lieber, welche Ernährungsform die gegenwärtige Lebenssituation unterstützen kann, den aktuellen Lebenskontext besonders gut begleitet – und berate in dieser Hinsicht.

So ist es sinnvoll, Kindern und Heranwachsenden ein sehr breites Nährstoffspektrum zur Verfügung zu stellen, was eine Reduktionsdiät wie Veganismus nicht empfehlenswert in dieser Lebensphase macht – die aber mit Mitte 20 in einem durchschnittlichen Studierendenalltag wunderbar funktionieren kann. In einer möglichen Schwangerschaft ist der Körper jedoch wiederum auf bestimmte Nährstoffe angewiesen, die pflanzliche Kost nur unzureichend zur Verfügung stellt, sodass es in einer solchen Lebensphase empfehlenswert wäre, bestimmte tierische Produkte in den Ernährungsplan zu integrieren. Wer in seinen 30ern beruflich vorankommen möchte und wenig Zeit für Bewegung oder Sport hat, tut gut daran, die Kohlenhydrate in seiner Ernährung zu reduzieren. Wer danach mit 40 die Leidenschaft für Triathlon entdeckt, macht es sich leichter, wenn er auf eine High-Carb-Ernährung wechselt. Im Alter, wenn die Nährstoffabsorption nicht mehr optimal funktioniert, hilft es, gerade von wichtigen Bausteinen wie Proteinen etwas mehr zu essen, während die Zufuhr von gesättigten Fetten zurückgefahren werden sollte.

Um all diese Entscheidungen treffen zu können, bedarf es eines grundlegenden Verständnisses davon, was Ernährung ist und was sie leisten muss – aber man muss nicht zahllose Diäten oder Ernährungsformen ausprobieren. Nur mit dem Verständnis der eigenen Lebenssituation ist es möglich, ein Bewusstsein für die Ansprüche an die eigene Ernährung zu entwickeln und so für sich zur aktuellen Zeit unter den aktuellen Umständen zu entscheiden, was funktioniert.

Alltagstipp:

Allen, für die Ernährung ein Thema oder gar eine Herausforderung ist, empfehle ich, einmal im Leben einen Grundkurs zum Thema zu absolvieren, der in vielen Fällen von den Krankenkassen bezuschusst oder ganz übernommen wird. In der Regel lernt man in einer überschaubaren Anzahl von Terminen (ca. acht) die absoluten Grundlagen der Ernährung ohne das weiße Rauschen der Medien und Coaches im Hintergrund. Das hilft, um für den Rest seines Lebens bewusstere Entscheidungen treffen und Informationen besser einordnen zu können. Einen ersten Überblick gibt die Internetseite der Verbraucherzentrale.[65]

14. Kohlenhydrate und Fette – oder: Die Heiz-dein-Haus-Regel

Wer Ernährungstrends verfolgt, weiß, dass es seit Jahrzehnten im Grundsatz eine Frage gibt, die alle paar Monate oder alle paar Studien neu beantwortet wird: Wer ist schuld an der Ernährungsmisere, die Kohlenhydrate oder die Fette?

Neben Protein sind diese beiden Makronährstoffe die wichtigsten großen Kategorien in unserer Ernährung und sie scheinen in irgendeiner Form Gegenspieler zu sein. Man hört oft, dass Menschen sich kohlenhydratarm oder »Low Carb« ernähren, wenn sie abnehmen möchten. Und es gibt andere Meinungen, die davon ausgehen, dass man seine Fettzufuhr genau kontrollieren sollte. Gerade wer gesundheitliche Probleme hat, muss oftmals auf die Fettzufuhr achten. Zudem glaubt man, dass Läufer:innen vor großen Läufen ihre Portion Pasta brauchen, denn das sind reine Kohlenhydrate, die Energie geben.

In jedem Fall scheint die Frage, ob Kohlenhydrate Dickmacher sind[66] oder ob doch das Fett verantwortlich ist für das globale Übergewichtsproblem, niemals abschließend beantwortet werden zu können – vermutlich einfach deshalb, weil die Frage nicht präzise gestellt ist.

Das hängt damit zusammen, dass über Kohlenhydrate und Fette gesprochen wird, als seien es zwei völlig unterschiedliche Dinge und als ob es das eine *oder* das andere sein müsse.

Es fällt sehr schwer, hier grundsätzlich den Überblick zu bewahren, und es ist leicht, in Diätfallen zu tappen – was es umso wichtiger macht, im Grundsatz zu verstehen, was die beiden Makronährstoffe sind und was sie leisten.

65 https://www.verbraucherzentrale.de/wissen/lebensmittel/ernaehrung-fuer-senioren/ernaehrungs-beratung-gesucht-so-finden-sie-qualifizierte-hilfe-17735 (13.02.2025).
66 Taubes 2018.

Biochemisch gesehen sind sowohl Fette wie auch Kohlenhydrate *Kohlenstoff*, weshalb in den chemischen Strukturformeln von beiden auch das C vorkommt. Beide Nährstoffe sind im Grundsatz eine Kette von Kohlenstoffen. Bei Kohlenhydraten ist diese Kette etwas kürzer, bei Fetten länger. Dieses C, der Kohlenstoff, ist das, was uns Energie gibt, weshalb ganz generell sowohl Fette als auch Kohlenhydrate als Energieträger herangezogen werden können – um Bewegung auszuführen oder sämtliche biochemischen Prozesse im Körper ablaufen zu lassen. Denn wenn wir Energie brauchen, werden Kohlenstoffketten, die wir an unterschiedlichen Stellen im Körper gelagert haben, aufgebrochen und über verschiedene Stoffwechselvorgänge zu Energie – das übrig gebliebene C schließlich wird mit eingeatmetem Sauerstoff verbunden und abgeatmet: Co_2 – Kohlenstoffdioxid.

Unser ausgeatmetes CO_2 dient wiederum Pflanzen als wichtige Energiequelle: Sie »atmen« dieses Gemisch ein und gewinnen mithilfe des Lichts ihre Energie daraus. In den Pflanzen wird das C vom O_2 gelöst, Kohlenstoff wird eingelagert, Sauerstoff ausgestoßen (den wir dann wiederum einatmen können). Der eingelagerte Kohlenstoff wird in der Pflanze selbst weiterverarbeitet – je nach Pflanzenart schiebt sie ihn ganz nach unten in die Knolle und speichert ihn dort oder aber er wandert in die ausufernden Äste, in die Früchte. Im einen Fall ist aus dem Kohlenstoff Stärke geworden, im anderen Fruktose, also Zucker. Zusätzlich können Pflanzen den Kohlenstoff auch als Fett deponieren, das passiert in der Regel in den Samen oder Keimen. Während die Zuckermoleküle eher kurzkettige Kohlenstoffverbindungen sind (einfache Kohlenhydrate), sind die Knollen (wie beispielsweise Kartoffeln) langkettige Verbindungen, die wir als *komplexe Kohlenhydrate* kennen, und die Samen schließlich die längsten Kohlenstoffverbindungen – Fette.

Wenn wir Menschen nun zur Energiegewinnung Kohlenstoff brauchen – und anders können wir nicht überleben –, dann müssen wir ihn über die Nahrung aufnehmen, zum Beispiel über Pflanzen. Je nachdem, an welcher Art der Kohlenstoffverbindung wir uns bedienen, desto schneller kommen wir an unsere Energie: Essen wir die Samen, brauchen wir lange, bis wir die Kohlenstoffe aufgelöst haben. Essen wir die Knollen, geht es etwas schneller. Und essen wir die Früchte, haben wir die Energie nahezu sofort verfügbar.

Vielen von uns ergeht es so, dass wir über unseren Energiebedarf hinaus noch Hunger oder Appetit haben. Wenn wir also mehr essen, als wir eigentlich benötigen, legt unser Körper den zusätzlichen Kohlenstoff in verschiedenen Speichern ab. Kohlenhydrate werden in Muskeln und Leber abgelegt als Glykogen, Fette in speziellen Fett depots. Die Idee hinter dieser Aufteilung ist sehr pragmatisch: Da Muskeln die primären Beweger des Körpers sind und Energie direkt brauchen, bekommen sie ein eigenes Depot. Aus der Leber wiederum kann Glykogen direkt ins Blut abgegeben werden, wenn zu wenig Energie im System vorhanden ist. Und die Fettdepots stellen sicher, dass alles noch funktioniert, auch wenn die schnell verfügbaren Energiespeicher geleert sind – unser Backup-System.

Am besten versteht man die Grundstruktur, wenn man sich den Körper wie ein Haus vorstellt, das mit Holz geheizt werden muss. Der Hausbesitzer war schlau und hat in der Garage einen Grundstock an Brennholz bereitgelegt, bereits in praktische Scheite aufgespalten, wodurch das Holz sehr schnell verfügbar, aber auch schnell verbraucht ist – vergleichbar unseren Speichern in den Muskeln. Hinter dem Haus hat er zudem einen kleinen Verschlag angelegt, wo Holzklötze liegen für den Fall, dass die in der Garage ausgehen. Diese Klötze müssen gegebenenfalls noch mit der Axt gespalten werden. Das ist die Leber. Und schließlich hat er ganz hinten auf seinem Grundstück eine große Scheune, in der er das ganze Jahr über Brennholz einlagert, große Stämme, die kontinuierlich nachgeliefert werden – das Fettdepot.

Nutzt er nun zum Heizen das Holz aus Garage und Verschlag, weil über Nacht ein plötzlicher Kälteeinbruch kommt und er schnelle Energie braucht, muss er am nächsten Tag die Vorräte wieder auffüllen. Das macht er entweder, indem er sich neue, gespaltene Holzscheite im Baumarkt besorgt – er also Nahrung zuführt –, oder aber, indem er Material aus der Scheune holt, das er dann erst spalten muss. Hat er also viel Zeit, sich vorzubereiten und eine gewisse Restwärme im Haus, wird er vermutlich das Material zum Heizen direkt aus der Scheune holen, was länger dauert, aber die schnell verfügbaren Vorräte werden so nicht minimiert.

Kauft unser Hausbesitzer nun stetig neues Brennholz nach, obwohl der Winter recht mild ist und er wenig heizen muss, wächst sein Lager in der Scheune konstant an, bis er anbauen muss. Ist es hingegen sehr kalt und ist er stetig damit beschäftigt, Scheite ins Feuer zu werfen, kann er kein neues Holz besorgen – die Vorräte leeren sich.

Zudem braucht er weniger Scheunenkapazität, wenn er eine große Garage hat, jedoch mehr Stauraum in der Scheune, wenn die Garage sehr klein ist.

Sehr vereinfacht beschreibt dieses Bild die grundlegenden Vorgänge der Energiegewinnung im Körper. Muskeln und Leber speichern Kohlenstoff für Zeiten, in denen Energie schnell verfügbar sein muss, während die Fettdepots zwar größer, dafür aber umständlicher zu erreichen sind und ihre Verarbeitung länger dauert.

Für unseren Organismus heißt das nun, wenn wir uns durchweg in einem Zustand befinden, in dem wir ein bisschen Energie benötigen, aber langsam und konstant, dann reicht es, wenn wir ab und zu ein paar Scheite aus der Garage holen und uns ansonsten auf unsere Fettdepots verlassen. Schließlich haben wir genug Zeit, Holz aus dem Lager zu holen und es zu verarbeiten. Wenn wir aber regelmäßig Perioden haben, in denen wir plötzlich sehr viel Energie brauchen – zum Beispiel, wenn wir Sport treiben –, dann ist es sehr wichtig, dass unsere Garage genügend Stauraum hat und wir sie mit Nachschub versorgen, also mit Kohlenhydraten, die schnell genutzt und eingelagert werden können.

Ganz grob kann man also sagen, dass ein Haus, in dem viel passiert – Fenster und Türen werden ständig geöffnet, Menschen kommen hinein und gehen hinaus –, mehr Heizenergie braucht als eines, in dem durchweg eine angenehme Grundwärme herrscht und wenig passiert. Daher brauchen die, die sich viel bewegen und viel Sport treiben zum Heizen ihre Kohlenhydrate, während alle anderen, die sich wenig bewegen, gut mit langsamen, behäbigen Fetten funktionieren, die Energie langsam abgeben, aber dafür dauerhaft.

Die einfachste Regel im Umgang mit Fetten und Kohlenhydraten ist daher die *Heiz-dein-Haus*-Regel: Ernähre dich so, dass du dein Haus den Gegebenheiten entsprechend heizt und heizen kannst.

Während die Proteine – wie wir sehen werden – dafür zuständig sind, die Bausubstanz zu erhalten, sorgen Kohlenhydrate und Fette dafür, dass die Bausubstanz bewohnbar ist. Mit einer Einschränkung: Weil die Scheite in Garage und Verschlag bereits gespalten sind, kann ich sie *ausschließlich* zum Heizen benutzen – Kohlenhydrate sind also ausschließlich Energieträger. Das sieht mit den massiven Stämmen im Lager etwas anders aus: Sie erfüllen weitere wichtige Funktionen. So kann aus ihnen beispielsweise der Rahmen für Fenster gefertigt oder die Dachkonstruktion verstärkt werden.

So verhält es sich mit den Fetten in unserem Körper: Sie sind zwar wie die Kohlenhydrate Energieträger, aber sie erfüllen zudem lebenswichtige Funktionen. An den Kohlenstoffketten der Fette hängen nämlich Fettsäuren. Die Fettsäuren dienen zum Beispiel als Struktur für den Aufbau der Zellwand oder für die Bildung von Hormonen, den zentralen Botenstoffen im Körper. Sie funktionieren als Transportvehikel für die Aufnahme bestimmter Vitamine, sind zuständig für die strukturelle Integrität von Nervensystem und Hirn und bilden außerdem eine Art Polster, das die Organe schützt. Anhand der Bindungen zwischen den Kohlenstoffatomen in Fetten lässt sich zudem eine wichtige Unterscheidung treffen: zwischen gesättigten (maximal eine Doppelbindung) und ungesättigten Fettsäuren (mehrere Doppelbindungen). Ganz grob lässt sich sagen, dass Fettsäuren mit mehreren Doppelbindungen weniger fest sind und mehr Funktionen im Körper übernehmen – weshalb ungesättigte Fettsäuren auch überlebenswichtig für den Menschen sind. Diese Fette finden sich vor allem in Pflanzen, Nüssen, Ölen, Früchten und Fettfischen. Hingegen sind die gesättigten Fette weniger funktional, unser Körper kann weniger mit ihnen machen, weshalb wir deutlich weniger davon brauchen. Gesättigte Fette finden sich vor allem in tierischen Lebensmitteln, Milch und Butter – was dazu geführt hat, dass in den 1990er-Jahren plötzlich zahlreiche »fettreduzierte« Käse- und Milcherzeugnisse auf den Markt kamen. Tatsächlich ist aber, nach allem, was wir heute wissen, gesättigtes Fett allein nicht das Problem: Es ist immer die Kombination mit anderen, ungesunden Ernährungsgewohnheiten, vor allem viel Zucker.[67]

67 Heileson 2020.

Im Gegensatz zu Kohlenhydraten sind Fette also nicht entbehrlich – kein Körper funktioniert ohne Fett. Unser Hausbesitzer kann also sein Haus weiterhin heizen, wenn er keine Scheite mehr in Garage und Verschlag hat, er kann allerdings die Funktionalität nicht mehr gewährleisten, wenn er ausschließlich bereits gespaltene Holzscheite, aber kein unbearbeitetes Holz mehr hat.

Wenn man diese Balance zwischen Baustoffen und Energieträgern verstanden hat, dann lässt sich jede Diät und Ernährung als Ganzes auch relativ einfach verstehen. Jede einseitige Ernährungsweise wird dafür sorgen, dass es entweder an Substanz oder an Energie fehlt. Wer seinem Körper nur Salat mit Hühnchen zur Verfügung stellt, dem wird es an Heizenergie fehlen. Wer hingegen in der Hauptsache Kuchen isst – Kohlenhydrate und Fett –, dem wird Bausubstanz fehlen, während gleichzeitig die Depots erweitert werden müssen.

Der Idealfall ist also, dass die Ernährung ausreichend Energieträger bereitstellt, die dann auch noch sinnvoll in Fette und Kohlenhydrate aufgeteilt sind. Die Ernährungspraxis sieht jedoch anders aus: Viele Menschen essen fast ausschließlich Energieträger – Fette und Kohlenhydrate – und wenig Bausubstanz. Belegte Brötchen, Pasta mit Soße, Pizza, das Marmeladenbrot am Morgen, all das sind letztlich primär Mahlzeiten, die vorrangig aus Energieträgern bestehen. Wie wir oben gesehen haben, sorgt ein solcher Überschuss an Energie dafür, dass die Depots erweitert werden müssen – wir nehmen zu.

Um unser Gewicht wieder zu reduzieren, wenn es zu viel geworden ist, machen wir eine Diät. Diäten funktionieren fast immer nach dem Prinzip, dass einer der beiden Energieträger stark reduziert oder vollständig weggelassen wird und dazu Bausubstanz – Proteine – geliefert wird. Die Reduktion der Energiezufuhr sorgt dafür, dass die Depots geleert und keine neuen Depots angelegt werden – man nimmt ab.

Das Verständnis der Besonderheit von Fetten und Kohlenhydraten macht es auch leichter, den Unterschied zwischen einer tierischen und einer pflanzlichen Ernährung zu verstehen. Wie wir oben gesehen haben, legen Pflanzen den Kohlenstoff vor allem als Zucker oder Stärke ab und speichern Fette nur in geringer Zahl in Samen und Keimlingen. Der Grund dafür liegt in der Tatsache, dass sie deutlich geringere Energiedepots brauchen, da sie über Licht und CO_2 Energie gewinnen. Tiere und Menschen hingegen ziehen ihre Energie ausschließlich aus der Nahrung – und die ist, im Gegensatz zu Licht, begrenzt. Hier sind also größere Depots von Nutzen, um für schlechte Zeiten gewappnet zu sein.

Tier zu essen, heißt also immer, mehr Fette zu sich zu nehmen als bei der Pflanze, gleichzeitig bedeutet eine vorrangig pflanzliche Ernährung eine höhere Menge an Kohlenhydraten.

Das erklärt, wieso Ernährungskonzepte, die hauptsächlich auf Pflanzen setzen, in der Regel für Blutfettwerte und kardiovaskuläre Erkrankungen sehr hilfreich sind, weil die

Fettlast hier sehr gering ist. Genau das ist auch der Grund, warum die Blutmarker in Studien, die eine vegane mit einer omnivoren Ernährung vergleichen, wie beispielsweise die 2023 veröffentlichte Zwillingsstudie,[68] die Vorlage für eine viel gesehene Netflix-Dokumentation war, häufig deutlich besser für die Veganer:innen ausfallen, wenn man sich die primären Fettmarker wie Triglyceride (Blutfette) und HDL/LDL (Cholesterin) anschaut.

Umgekehrt funktionieren für einige Menschen natürlich auch solche Diäten sehr gut, die hauptsächlich auf tierische Lebensmittel setzen, etwa eine carnivore Diät, bei der man sich nahezu ausschließlich von tierischen Produkten ernährt, wodurch die Kohlenhydrate weitgehend wegfallen, die Fettlast allerdings naturgemäß deutlich höher ist.

Im Kern kommt die Forschung daher auch zu dem Schluss, dass sich der Erfolg von Low-Fat- und Low-Carb-Diäten etwa die Waage hält, gerade wenn man längere Zeiträume (mehr als zwölf Monate) betrachtet.[69] Am eindrucksvollsten ist hier sicher die Goldstandard-Studie von Christopher Gardner und Kolleg:innen von der Standford University. In einer randomisierten Kontrollstudie wurden mehr als 600 Teilnehmende auf eine Low-Carb- und eine Low-Fat-Gruppe verteilt und über zwölf Monate engmaschig betreut. Am Ende war der Unterschied zwischen beiden Gruppen im Hinblick auf die Gewichtsreduktion marginal und statistisch nicht signifikant.[70] Die Frage, ob man die Kohlenhydrate oder die Fette reduzieren sollte, wenn man sein Gewicht optimal managen möchte, ist daher primär eine des persönlichen Geschmacks und des eigenen Durchhaltevermögens.

Wie eine Forschergruppe um Kevin Hall 2021 überzeugend gezeigt hat,[71] ist es zwar einfacher, sich mit Fetten zu »überessen«, also zu viele Kalorien (zu viel Brennstoff) zuzuführen, allerdings funktioniert für viele Menschen in der Alltagspraxis der Verzicht auf Kohlenhydrate etwas besser, weil sich diese leichter identifizieren lassen – im Zweifel genügt es meistens, die »Sättigungsbeilage« wegzulassen. Da jede Pflanze und jedes Tier Depotfette anlegt, ist es nämlich im Alltag deutlich schwieriger und voraussetzungsreicher, sich fettarm, aber nicht fettlos, zu ernähren.

Im Optimalfall braucht man diese Entscheidung nicht zu treffen – weil man nur so viel Brennmaterial zuführt, wie man heizen muss. Die *Heiz-dein-Haus*-Regel soll es leichter machen, diese Balance aufrechtzuerhalten und die Zufuhr von Fetten und Kohlenhydraten in aktivitätsarmen Zeiten zu beschränken, während sie in bewegungsreichen Zeiten eine deutlich höhere Zufuhr sinnvoll macht.

68 Landry et al. 2023.

69 Foster et al. 2010; Hu et al. 2012; Bradley et al. 2009; Sackner-Bernstein et al. 2015; Chawla et al. 2020; Minderis et al. 2019.

70 Gardner et al. 2018. Die Studie beantwortete übrigens noch eine Frage, die ab und zu durch die (sozialen) Medien geistert: ob es genetische Dispositionen für einen bestimmten Makronährstoff, Fette oder Kohlenhydrate gibt. Die Antwort: nein.

71 Hall et al. 2021.

Vor allem soll sie anschaulich machen, dass, entgegen aller Schlagzeilen und Headlines, primär eine Sache entscheidend ist: Du brauchst nur so viele Energieträger, wie du Energie verbrauchst. Hast du hohen Heizbedarf, sorg für viel Holz zur direkten Verfügbarkeit (iss Kohlenhydrate). Ist dein Heizbedarf geringer, verlass dich auf die Depots (reduziere die Kohlenhydrate, iss ausreichend, aber nicht zu viele Fette). Dann ist dein Haus weder zu warm noch zu kalt, sondern immer auf Betriebstemperatur.

> *Alltagstipp:*
>
> *Strukturiere deine drei Hauptmahlzeiten im Alltag um Proteinquellen und Gemüse oder Obst herum und füge dann Beilagen nach Aktivitätslevel hinzu. Wenn du Zwischenmahlzeiten wie Kuchen oder Gebäck, die ausschließlich Kohlenhydrate und Fette beinhalten, zu dir nimmst, reduziere an solchen Tagen die Beilagen in den Hauptmahlzeiten.*

15. PROTEIN – ODER: DIE 30/30/30-REGEL

Sobald man auch nur vorsichtig in den Themenbereich der Ernährung hineinsteigt, ist man schnell mit den drei Haupt- oder auch Makronährstoffen konfrontiert: Proteine, Kohlenhydrate und Fette. Nahezu jede:r hat von diesen Hauptbestandteilen unserer Nahrung gehört und vermutlich auch einen ersten Eindruck davon bekommen, welche Rolle sie in unserer Ernährung spielen, oder besser: welche Rolle ihnen zugeschrieben wird.

Was die Diskussion um Kohlenhydrate und Fette vor allem für die Abnehmwilligen sind, ist das Protein im 21. Jahrhundert für die Gesundheitsapostel. Vermutlich gab es im Jahr 2024 keinen Tag, an dem nicht mindestens ein großes Medium in Deutschland einen Artikel zu Protein veröffentlicht hat.

In den letzten Jahren hat sich nämlich das Protein erst als Newcomer und inzwischen als athletischer Alleskönner profiliert, was primär damit zusammenhängt, dass eigentlich niemand so richtig etwas gegen den Makronährstoff hat, er tatsächlich wichtige Funktionen erfüllt und in der Regel auch kaum in Unmengen gegessen wird oder werden kann. Protein ist der Unverdächtige unter den Makronährstoffen.

Die Zielgruppe von High-Protein-Produkten sind – bis jetzt – hauptsächlich jüngere Menschen, figurbewusst, »fitnessinteressiert«.[72] Und Marketing funktioniert mit Protein bestens: Es lassen sich zahlreiche Studien anführen, die Nutzen und Notwendigkeit von Protein belegen, es gibt grundsätzlich wenig Gegenrede und damit wenig Kritik, wo-

72 Harwood / Drake 2019.

durch High Protein einen Profit bringt, der noch höher ist als der Proteingehalt in einem durchschnittlichen Eiweißshake.

Proteinhaltige Getränke werden nicht mehr mit Doping gleichgesetzt, wie es bis in die 1990er-Jahre der Fall war, sondern sind selbst für ältere Menschen inzwischen eine Alternative oder Ergänzung zur Ernährung. Die Gesellschaft für Konsumforschung stellte dann auch 2020 fest, dass die Umsätze mit Proteinprodukten zu den Vorjahren um 30 % gestiegen waren.[73]

High Protein, so liest man, ist gesund, es macht satt, stärkt das Immunsystem, erhält Muskeln oder unterstützt beim Aufbau, hilft beim Abnehmen[74] – was es zu einer wahren Wunderwaffe für die Industrie macht. Daher lässt sich natürlich leicht beobachten, dass High-Protein-Produkte zu völlig überhöhten Preisen angeboten werden,[75] dass es das »große Geschäft« ist, wie der *Tagesanzeiger* feststellt,[76] vielleicht ist auch alles nur »Schmu«, wie das *Handelsblatt* schreibt,[77] aber die wirklich findigen Marketer sind längst einen Schritt weiter, um den Protein-Hype auszunutzen.

Denn Proteinprodukte sind das Spezialgebiet von Nahrungsergänzungsmittelherstellern, die, seit der Fitnesstrend in den 2010er-Jahren in Deutschland Einzug gehalten hat, einem stetigen Wachstum ins Auge blicken konnten. Laut *statista* lag der Umsatz mit Nahrungsergänzungsmitteln in Deutschland 2023 bei rund 3 Milliarden Euro,[78] was für die kleine Branche sehr beachtlich ist.

Auch den Diskurs um das Protein beherrschen eher die Hersteller von Proteinpulvern denn die Ernährungswissenschaftler:innen. Schaut man sich die mediale Berichterstattung an, dann scheint jeder Artikel in seriösen Leitmedien eher eine Reaktion als eine Aktion zu sein. Malte Rubach stellt fest, dass es nicht an Expert:innen fehle, die »immer mehr Protein als Lösung für alles« verkaufen.[79] Dem entgegen stehen allerdings wenige Expert:innen, die erklären, für was es denn wirklich die Lösung ist. Natürlich wird die neue Proteinisierung von den häufig jungen, fitnessaffinen Konsument:innen aufgegriffen und dann in den Medien kritisch besprochen – allerdings scheint es hier, als hinke man immer einen Schritt hinterher. Fast litaneiartig wird das Credo der Deutschen Gesellschaft für Ernährung heruntergebetet, dass wir alle über die Ernährung

73 Rubach 2022, S. 22.

74 Green et al. 2010.

75 Lebensmittelklarheit.de: Das Geschäft mit der Extraportion Eiweiß, online unter: https://www.lebensmittelklarheit.de/infografiken/das-geschaeft-mit-der-extraportion-eiweiss (15.9.2024).

76 Das große Geschäft mit proteinreichen Lebensmitteln, online unter: https://www.tagesanzeiger.ch/das-grosse-geschaeft-mit-proteinreichen-lebensmitteln-808849899361 (17.9.2024).

77 Der Schmu mit Protein-Shakes, online unter: https://www.handelsblatt.com/arts_und_style/lifestyle/verbraucherzentrale-der-schmu-mit-protein-shakes/19973724.html (17.9.2024).

78 Umsatz mit Nahrungsergänzungsmitteln in Deutschland in den Jahren 2018 bis 2023, online unter: https://de.statista.com/statistik/daten/studie/1040811/umfrage/umsatz-mit-nahrungsergaenzungsmitteln-in-deutschland/ (18.9.2024)

79 Rubach 2022, S. 22.

ausreichend Protein zuführen würden, Ersatzprodukte also somit nicht notwendig und im Zweifel eher gefährlich seien. Immer wieder liest oder sieht man, dass Proteinprodukte überteuert, zu hoch oder niedrig dosiert, nicht sinnvoll und wenn überhaupt dann nur für Leistungssportler:innen interessant wären.[80]

Inhaltlich stehen sich also wieder zwei Lager entgegen, die auf immer gleiche Art die immer gleichen Argumente wiederholen, allein: Der Trend wächst und wächst. Zwei der größten deutschen Hersteller für Proteinpulver und mit Protein angereicherte Zuckerersatzprodukte – *More Nutrition* und *ESN* – sind so lukrativ, dass sie seit 2021 zu großen Teilen dem Finanzinvestor CVC Capital Partners, immerhin einem der zehn größten Private-Equity-Unternehmen weltweit, gehören.[81] Pudding, Trinkmahlzeiten, Brot – alles, was sich verkaufen lässt, wird inzwischen proteinisiert. »Protein ist Trend«, stellte die Verbraucherzentrale demnach bereits im Juli 2023 fest, woran sich bis heute nichts geändert hat.[82]

Wie immer, wenn Ernährung in Leitmedien-Headlines besprochen wird, steht der Einzelne am Ende im Supermarkt und weiß – nichts mehr. Wer in den 2000er- Low-Carb-Anhänger und in den 2010er-Jahren Veganer wurde, fragt sich jetzt, ob er zum Proteinisten werden sollte oder ob nicht doch alles nur eine große Marketingblase ist.

Wie immer hilft es, zumindest in Grundzügen zu verstehen, was Protein eigentlich ist und was es macht, um aufgeklärt damit umgehen zu können. Erinnern wir uns hierzu kurz an unser Haus zurück, das wir mit Fetten und Kohlenhydraten heizen. Sollte sich jemand in jenem Kapitel die Frage gestellt haben, woraus dieses Haus, das wir beheizen sollen, eigentlich *gebaut* wurde, dann ist die Antwort: Protein.

Spezifischer sind es 21 Aminosäuren, die dann zu Proteinen zusammengesetzt werden und die sozusagen der Stoff sind, aus dem Organismen aufgebaut sind. Wie oben schon angedeutet, spielen auch Fette eine gewisse Rolle als Baustoff, zum Beispiel in Zellmembranen, aber für den Großteil der Grundstruktur unseres Hauses zeichnen Proteine verantwortlich. Doch nicht nur das: Mehr als nur Baustoff, stellen sie die Kommunikationsanlage bereit (als Enzyme regulieren sie die Übertragung von Signalen zwischen den Nervenzellen), sorgen für Stromfluss, damit die Heizung laufen kann (Proteine

---

80 Stiftung Warentest: Wie Muckis wachsen (25.3.2020), online unter: https://www.test.de/Muskeln-aufbauen-Wie-Muckis-wachsen-5592429-0/ (18.9.2024); NDR Fernsehen: Protein Produkte – oft teuer, selten sinnvoll, online unter: https://www.ndr.de/fernsehen/sendungen/markt/Protein-ProdukteOft-teuer-selten-sinnvoll,markt15892.html (18.9.2024); quarks.de: Darum kannst du dir Proteinprodukte meistens sparen (22. Juni 2023), online unter: https://www.quarks.de/gesundheit/ernaehrung/nahrungsergaenzungsmittel-protein-produkte-sparen-wirkung-abnehmen-muskelaufbau/ (18.9.2024) u.v.m. Eine einfache Google-Recherche fördert zahllose solcher immer ähnlich argumentierender Artikel zutage.

81 Zu Hintergründen und Kritik v.a. an More Nutrition vgl. Eickhoff 2023.

82 Ernährung mit Extraportion Eiweiß: selbst für Sportler:innen überflüssig, online unter: https://www.verbraucherzentrale.de/wissen/lebensmittel/gesund-ernaehren/ernaehrung-mit-extraportion-eiweiss-selbst-fuer-sportlerinnen-ueberfluessig-24257 (15.9.2024).

transportieren Nährstoffe durch den Körper) und sorgen für das Funktionieren der Alarmanlage, die Einbrecher abwehrt (Proteine sind maßgeblich für die Funktion des Immunsystems verantwortlich). Sie unterstützen sogar die Energie und den Sauerstofftransport, indem sie Eisen als Hämoglobin im Körper transportieren. Proteine helfen schließlich auch bei der Müllentsorgung: Aminosäuren sind zentral für die sogenannte hepatische Biotransformation in der Leber, die man als eine Form der Selbstreinigung des Körpers ansehen kann.

Kurz gesagt ist Protein absolut grundlegend für das Entstehen und Funktionieren von Organismen, weshalb es auch in allen tierischen Lebensmitteln, aber genauso in Pflanzen in bestimmten Mengen vorkommt. Dennoch ist gerade das Thema des Proteins eines, das bei einer pflanzenbasierten Ernährung häufig kritisch diskutiert wird – weshalb es wichtig ist, sich auch hier die Grundlagen zu vergegenwärtigen.

Pflanzen ziehen Mikronährstoffe aus dem Boden und synthetisieren daraus Aminosäuren, also Proteine, die sie dann für zahlreiche vitale Prozesse benötigen.[83] Welche Aminosäuren Pflanzen in welcher Menge synthetisieren, ist abhängig von der Pflanzenart – und der pflanzliche Aminosäurenbedarf unterscheidet sich in vielerlei Hinsicht von dem des Menschen oder dem anderer Säugetiere. Das führt dazu, dass die Aminosäurenverteilung und -menge in Pflanzen eine andere ist als in tierischen Lebensmitteln. Hinzu kommt, dass Aminosäuren in Pflanzen biochemisch anders gebunden sind als in tierischem Gewebe, weshalb sie etwas schlechter für uns zu verwerten sind.

Kurz gesagt: Tierische Proteine sind uns strukturell etwas ähnlicher als pflanzliche, weshalb wir sie etwas einfacher verstoffwechseln können und sie somit leichter verwerten. Daher gibt es immer wieder Studien, die im direkten Vergleich feststellen, dass von derselben Menge Protein aus pflanzlichen Quellen im menschlichen Organismus weniger ankommt als von tierischem Protein,[84] was ganz besonders für ältere Menschen zum Problem werden kann, die ja, wie oben (Kapitel 13: Die Im-Kontext-essen-Regel) festgestellt, ohnehin schon eine schlechtere Absorptionsrate von Proteinen aufweisen und damit durch eine pflanzenbasierte Ernährung in Gefahr sind, mit Protein unterversorgt zu sein.[85]

Weil der Nährstoff von so überragender Bedeutung für das Leben ist, ist er auch – stärker als die anderen beiden – einer stetigen Diskussion unterworfen hinsichtlich der Menge, die wir davon konsumieren sollten.

Die in Deutschland von der *Deutschen Gesellschaft für Ernährung* (DGE) kommunizierte Leitlinie, die auch von den meisten öffentlichen Stellen wie Krankenkassen oder Ärzteverbänden repliziert wird, gibt 0,8 g pro Kilogramm Körpergewicht für erwachsene Menschen als Richtwert an. Dieser Wert basiert auf sogenannten Stickstoff-

83 Platt / Bassham 1978.
84 Church et al. 2024; Pinckaers et al. 2024; Bartholomae et al. 2024.
85 Pinckaers et al. 2024; Döschner et al. 2024.

bilanzstudien,[86] die, vereinfacht gesagt, die Zufuhr von Protein abgeglichen haben mit Abbauprodukten in den Ausscheidungen von Menschen und bei – durchschnittlich – 0,8 g pro Kilogramm Körpergewicht eine neutrale Bilanz feststellen konnten.

Jedoch: Wann immer ein statistischer Durchschnittswert plötzlich zu einem *Richtwert* wird, wird es problematisch. Denn einerseits ist ein Durchschnittswert eben immer nur ein Mittelwert, von dem aus die für den Einzelfall relevanten Entscheidungen getroffen werden müssen, zum anderen kann ein statistischer Durchschnitt natürlich leicht diskreditiert und von findigen Fitfluencer:innen als Fantasie abgetan werden.

Tatsächlich ist es so, dass die offiziellen Empfehlungen von 0,8 g pro Kilogramm aus mehreren Gründen in Zweifel gezogen und nach oben korrigiert werden sollten. Zum einen muss klar gesagt werden, dass die den Richtwerten zugrunde liegende Methode nicht mehr dem Goldstandard entspricht und längst präzisere Bedarfsanalysemethoden existieren,[87] zum anderen sind die Empfehlungen inzwischen über 40 Jahre alt, was eine Re-Analyse mehr als nötig machen dürfte.[88] Schließlich trifft eine allgemeine Empfehlung nie das Individuum, was gerade im Fall des Proteins vor allem für ältere Menschen schwere Folgen haben kann: Die zunehmend schlechtere Absorption von Nährstoffen, die geminderte Proteinbiosynthese (also die Verwertung von Protein) und der Verlust von Muskelmasse, Muskelkraft und Muskelfunktion im Alter werden, so weiß man inzwischen, durch die empfohlene Verzehrmenge von Protein nur unzureichend aufgefangen.[89]

Untersuchungen, die neuere Methoden der Bedarfsanalyse verwenden, kommen demnach auch zu deutlich höheren Zahlen, was den Proteinbedarf angeht. Der Konsens aktueller Forschung liegt bei einer täglichen Zufuhr von 1,2–1,6 g pro Kilogramm Körpergewicht.[90] Wer sportlich sehr aktiv ist, sollte etwas darüber hinausgehen, wer im jüngeren Alter ist, kommt wohl aufgrund der optimalen physiologischen Verhältnisse, was die Verwertung angeht, auch mit weniger aus – aber für das Gros der Menschen sollte die Empfehlung bei 1,2–1,6 g pro Kilogramm Protein liegen.[91]

Das sind für eine 60 kg-Frau 84 g Protein, für einen 80 kg-Mann 112 g Protein im Mittel. Lesende mögen sich für einen Moment selbst befragen, ob sie diese Mengen erreichen – was ich sehe, wenn Menschen zum ersten Mal vor mir sitzen, sind in den meisten Fällen reine Proteinzufallstreffer. Joghurt am Morgen im Müsli, 5,5 g Protein

86 Rand et al. 2003; Li et al. 2014.
87 Traylor et al. 2018.
88 Nunes et al. 2020.
89 Nunes et al. 2020; Souza et al. 2022; Baum et al. 2016; Courtney-Martin et al. 2016; Traylor et al. 2016; Phillips et al. 2016; Carbone et al. 2019; Wernerman et al. 2017; Deer et al. 2018.
90 Witard et al. 2016.
91 Nunes et al. 2020; Phillips et al. 2016. Siehe auch meine umfassende Aufarbeitung an anderer Stelle: Tobias Gunst: Wie viel Protein sollen wir wirklich essen? Die Referenzmenge für Protein – laut der Wissenschaft (Stand 2024 – Basics der Ernährung 2), online unter: https://teamtarek.de/referenzmenge-fuer-protein/ (26.09.2024).

auf 100 g, bei Sojajoghurt sogar nur 3,5 g, Tofu oder Hähnchen beim Mittagessen, ein wenig Käse oder Aufschnitt zum Abendessen, das ist im Groben die Ernährungsrealität vieler Menschen. Die Hauptlast aller Mahlzeiten besteht in der Regel aus Kohlenhydraten und Fetten – viel Heizmaterial, wenig für die Substanz. Entgegen den Verlautbarungen in öffentlichen Medien gehen Expert:innen daher auch davon aus, dass die meisten Menschen nicht genug Protein konsumieren, nicht nur aus sportlicher, sondern vor allem aus gesundheitlicher Perspektive.[92]

Es gibt also eine eklatante Lücke in der offiziellen Kommunikation (0,8 g), dem wissenschaftlichen Konsens (1,2–1,6 g für den *Durchschnittsmenschen)* und der tatsächlichen Versorgungslage – was die Vermarktung von Protein so attraktiv und lukrativ für Firmen macht.

Denn den meisten ist natürlich unmittelbar bewusst, wenn sie nur einen kurzen Moment über ihre Ernährung reflektieren, dass der Proteinkonsum zu niedrig ist. Wie meine Kundin Alice, die gerne sehr viel sehr schnell sehr richtig macht, vor allem wenn es um ihre Gesundheit geht. Als sie letztes Jahr einen recht populären Beitrag über die Bedeutung von Protein auf einem großen deutschen Fernsehsender gesehen hatte, beschloss sie, ihre Ernährung zu ändern – und schickte mir am nächsten Tag ein Bild von ihrem Einkaufswagen, in dem die gesamte High-Protein-Palette des Supermarktes lag. Da sie keine Ahnung hatte, kaufte sie einfach alles, was mit High Protein gelabelt war, und spülte damit, wie vermutlich Tausende anderer Konsument:innen, den Herstellern solcher industriell hergestellter Ersatzprodukte ziemlich viel Geld in die ohnehin schon vollen Taschen.

Mit Protein angereicherter Pudding, High-Protein-Brote, Pasta, die vor Eiweiß strotzt – all das ist nicht nur eine Proteinisierung der Lebensmittel, die auf dem schlechten Gewissen der Konsument:innen gebaut ist, sondern weitestenteils eine Reduktion von Ernährung auf ein Label, das Gesundheit verspricht. Denn was tatsächlich passiert, ist keine Hinwendung zu einer bewussteren, gesünderen Ernährung, sondern eine Abhängigkeit von Marketing-Produkten, die Lebensmittel mit der Aminospritze künstlich aufwerten. Auf den sozialen Medien kann man heute schon Abertausende junger Menschen beim Kochen beobachten, die für den »Proteinbedarf« künstliche Soßen, natürlich mit Protein angereichert, Geschmackspulver und süße Riegel mit »extra viel Protein« in sich hineinstopfen und das als »gesund« verstehen.

So wichtig Protein als Nährstoff und Bausubstanz ist, so sehr rate ich davon ab, dem High-Protein-Trend zu verfallen und Protein nur noch aus Ersatzprodukten zu beziehen. Ich arbeite daher mit einer einfachen Regel, wenn es um die Proteinversorgung geht: der *30/30/30-Regel*. Zu jeder der drei Hauptmahlzeiten *isst* man 30 g Protein. Die Betonung liegt auf *essen:* Ich trinke keinen Shake, ich löffle kein Pulver, ich trinke kein

92 Weiler et al. 2023; Phillips et al. 2016; Jäger et al. 2017.

Glas Hafermilch, ich *esse* proteinhaltige Nahrung. Wer nicht weiß, was proteinhaltige Lebensmittel sind, dem hilft eine niedrigschwellige Google-Suche weiter – oder folgende, nicht vollständige Liste:

- Fleisch & Fisch (ich zähle Wurstwaren nicht hierzu, weil es sich dabei i. d. R. um hochverarbeitete Lebensmittel handelt, die nahezu mehr Salz als Protein aufweisen)
- Eier
- Joghurt, Quark, Skyr, griechischer Joghurt
- Sojaprodukte, Tofu, Tempeh
- Hülsenfrüchte (Bohnen, Erbsen, Linsen)
- Käse jeglicher Art
- Vollkorn

30 g Protein zu den drei Hauptmahlzeiten ergibt 90 g Protein, was für unsere 60-kg-Frau 1,5 g pro Kilogramm, für den 80-kg-Mann immerhin noch 1,13 g sind – ausreichend für den Anfang. Wer das schafft – essend! –, kann je nach Belastung, individuellem Bedarf, Regenerationsanforderungen usw. auffüllen, aber die Basis ist gelegt. Und was wir dringender als alles andere brauchen, ist genau das: eine rationale, pragmatische Basis für unseren Proteinkonsum, die einfach, umsetzbar und aktuellen Standards entsprechend gebildet ist.

Die *30/30/30-Regel* bietet noch einige anderen Vorteile. Zum einen zeigt die Ernährungspraxis, dass bei vielen Menschen die Proteinlast am Morgen und Mittag eher gering, am Abend aber hoch ist.[93] Dabei scheint die regelmäßige Zufuhr über den Tag einige Vorteile zu haben und die Proteinsynthese positiver zu beeinflussen als hohe Gaben am Abend.[94] Gerade am Morgen ist eine Versorgung mit Protein wichtig für die Aufrechterhaltung des zirkadianen Rhythmus, den Muskelerhalt, die Leberfunktion und einen stabilen Blutzucker über den Tag.[95] Für Kinder ist Protein am Morgen für die Entwicklung entscheidend,[96] aber auch mit fortschreitendem Alter ist die regelmäßige Zufuhr von Protein wichtig, um die Proteinbiosynthese anzuregen und der Sarkopenie – dem Abbau von Muskulatur im Alter – entgegenzuwirken.[97] Und einen ganz praktischen Vorteil hat die gleichmäßige Verteilung des Proteins über den Tag zusätzlich: Es erleichtert die Regulation von Hunger und Appetit und bietet für das Gewichtsmanagement damit entscheidende Vorteile, wie eine große Metaanalyse 2021 gezeigt hat.[98]

93 Qiu et al. 2021.
94 Mamerow et al. 2014.
95 Ikeda et al. 2018; Khaing et al. 2024;
96 Karagounis et al. 2018.
97 Souza et al. 2022.
98 Qiu et al. 2021.

30 g ist zudem die Einzeldosis von Protein, die problemlos verstoffwechselt werden kann,[99] hierauf aufbauend können diejenigen, die besondere Bedürfnisse haben (hohe Alltagsbelastung, viel Sport, viel Stress), problemlos mehr zuführen, wenn das nötig ist. Hierzu zählen beispielsweise Veganer:innen[100]: Aufgrund der oben bereits erklärten etwas eingeschränkten Verwert- und Verfügbarkeit pflanzlicher Proteine[101] empfehle ich hier, eine vierte 30 hinzuzunehmen und entweder eine vierte Mahlzeit mit weiteren 30 g Protein oder einen Proteinshake (Erbsen-, Reis- oder Sojaprotein) zusätzlich zu konsumieren, um eine optimale Versorgung zu gewährleisten.

Aber für alle anderen sind mit 30 g Protein zu jeder Mahlzeit, aus Lebensmitteln, nicht Ersatzprodukten, die Grundlagen abgedeckt. Man ist in einem Bereich, in dem alles problemlos verwertet wird und hat einen sprichwörtlichen *Sweet Spot* erreicht – also den Punkt, an dem für die Anforderungen des Alltags ausreichend Baumaterial zur Verfügung steht.

> *Alltagstipp:*
>
> *Wer sich schwertut mit der Auswahl und Menge der Proteinquellen, tut gut daran, sich für den Anfang für jede Mahlzeit (Frühstück, Mittagessen, Abendessen) eine oder zwei mögliche Proteinquellen in der richtigen Menge herauszusuchen und sie entweder in das jeweilige Gericht zu integrieren oder sie einfach zusätzlich zu essen. Sobald das zur Routine geworden ist und mehr Bewusstsein für die Integration des Proteins in die Hauptmahlzeiten besteht, sollte die regelmäßige Proteinzufuhr ein Automatismus geworden sein.*

16. Nahrungsmittelauswahl – oder: Die »Iss, wie dein Kind essen sollte«-Regel

Auch wenn wir nun wissen, wie sich unsere Mahlzeiten ungefähr zusammensetzen sollten, kämpfen viele mit der Frage, welche Nahrungsmittel sie essen sollten – oder besser: welche *nicht*.

Es ist eine Weile her, als Michael vor mir saß und mir erzählte, dass er, seit er Kinder hat, immer relativ früh zu Abend isst. Gegen 18.30 Uhr. Etwa eineinhalb Stunden später gehen seine Kinder ins Bett und er muss – Anwalt in einer Großkanzlei – noch einmal an den Schreibtisch. Er arbeitet weitere zwei Stunden und bekommt dann wieder Hun-

99 Trommelen et al. 2023; Symons et al. 2009.
100 Ausführlicher zum Thema Veganismus siehe unten, Kap. Veganismus.
101 Church et al. 2024; Bartholomae et al. 2023; Pinckaers et al. 2024; Döschner et al. 2024.

ger. Nach seiner Aussage geht er dann in die Küche und isst. Nahezu alles, was er findet. Er isst Schokolade, weil die relativ leicht greifbar ist, danach isst er noch Gebäck, das vom Tag übrig ist, oder Pasta. Nach dem Abendsnack dauert es gute zwei Stunden, bis Michael schlafen kann.

Als ich das hörte, ging es mir nicht so sehr um die Mechanismen, die hinter diesem Verhalten liegen und die Probleme mit Heißhunger (siehe dazu das entsprechende Kapitel), sondern ich hatte eine spezifische Frage an ihn: »Was würdest du machen«, fragte ich Michael, »wenn dein Sohn um 22 Uhr wieder aufstehen und anfangen würde, Schokolade, Süßgebäck und Pasta zu essen?«

Michael überlegte. Und dann sagte er etwas, was wohl die meisten sagen würden: Er würde dafür sorgen, dass sein Sohn in der Hauptsache die Pasta isst, um satt zu werden, und die Schokolade höchstens zum Nachtisch, maximal ein Stück. Und, so Michael weiter, er würde künftig besser darauf achten, dass sein Sohn sich beim Abendessen satt isst, um nicht zwei Stunden später wieder Hunger zu haben.

Wer Kinder hat und mit ihnen beim Einkaufen war, wird wissen, was man alles wollen kann, wenn man Hunger hat. Wer Kinder hat, wird wissen, was das Wort »hangry« (eine Wortneuschöpfung aus »hungry« – hungrig – und »angry« – verärgert) bedeutet. Wer Kinder hat, wird wissen, dass in einer solchen Situation eine offene Süßigkeitenschublade eine gefährliche Sache ist.

Aber man muss kein Kind sein, um zu wissen, dass es schnell gehen kann, eine Tafel Schokolade oder eine Packung Gummibärchen zu essen. Man muss kein Kind sein, um – nach ausgefallenem Frühstück und einem belegten Brötchen mittags auf die Hand – vier Stücke vom Nachmittagskuchen in Rekordzeit zu essen.

Wenn wir jedoch Kinder haben, möchten wir solche Verhaltensweisen vermeiden. Wir haben eine grundlegende Intuition, die uns sagt, was »vollwertige«, »gesunde« Nahrung ist. Wir *wissen* ungefähr, wie wir unsere Kinder gesund ernähren sollten. Wir formulieren bestimmte Regeln und Vorgaben, wie wir zum Konsum von Süßigkeiten und Zucker stehen, wie oft es Pommes, Pizza, Pasta gibt und wie häufig Gemüse auf den Teller kommt. All das ist von Familie zu Familie im Detail unterschiedlich, aber in groben Zügen gleich. Wenn es um unsere Kinder geht, wissen wir, was gesunde Ernährung in 80 % der Fälle ist, und lassen in 20 % der Fälle Ausnahmen zu.

Doch sobald die Kinder im Bett sind und wir auf der Couch sitzen, scheint diese Intuition sich ebenfalls schlafen gelegt zu haben. Um den Stress des Tages zu verarbeiten, snacken wir Chips, Schokolade oder andere Süßigkeiten. Trinken Alkohol oder Softdrinks. Während wir auf einem vollwertigen Frühstück und einem Pausenbrot für den Nachwuchs bestehen, hetzen wir nach einem schwarzen Kaffee auf nüchternen Magen ins Büro und kaufen uns etwas vom Bäcker, wenn der Magen knurrt.

Dieses Verhalten ist irrational – weil wir Regeln für unsere Kinder anlegen, die für uns selbst nicht zu gelten scheinen. Aber es zeigt auch, dass die meisten Menschen grundlegend wissen, *was* sie in den *meisten Fällen* essen sollten und was sie nur *ausnahmsweise essen* sollten – wir haben eine Intuition, was die Nahrungsmittelauswahl betrifft, der wir vertrauen können. Mit dieser Intuition haben wir gleichsam ein grobes Raster für unsere Lebensmittelauswahl über den Tag. Wir wissen beispielsweise, dass ausreichend Gemüse gegessen werden sollte, wir achten darauf, dass unsere Kinder Milchprodukte, Käse oder andere Eiweißquellen bekommen, und in der Regel ist es uns wichtig, dass unsere Kinder nicht nur Weißmehlprodukte essen, sondern regelmäßig Vollkornprodukte, Reis oder Kartoffeln. Und wir wissen auch, dass Süßigkeiten die Ausnahme sind, zu besonderen Anlässen, in kleiner Menge.

Diese Intuition mache ich mir zunutze, indem ich, wenn es um die Frage geht, was man essen sollte, die Antwort gebe: *Iss, wie dein Kind essen sollte*. Die meisten sind der Meinung, dass sie das tun. Doch wenn sie sich ehrlich hinterfragen, merken sie, dass das nicht der Fall ist. Das Frühstück fällt häufiger aus, als es gegessen wird, die Süßigkeiten zwischendurch, die man seinem Kind untersagen würde, werden gegessen, und der Snack vor dem Fernseher zum Feierabend ist selten ein Karottenstick. Ja, die meisten essen *mit* ihren Kindern, aber nicht *wie* ihre Kinder.

Ich habe einen Kunden, der 2023 zu mir kam und deutlich über 90 kg wog, zu schwer für seine Größe, zu alt, um so ein Gewicht gesund mit sich herumtragen zu können. Er hat zwei kleine Kinder und leitet ein überregionales Unternehmen mit sieben Arbeitstagen pro Woche. Über Sport abnehmen zu wollen, funktioniert in einem solchen Fall natürlich nicht, weil mehr als eine Trainingseinheit pro Woche nicht möglich ist. Auch Kalorienzählen, Low Carb oder Low Fat, Atkins, Keto, eine Mittelmeerdiät sind in einem solchen Fall keine Lösungen, sondern nur abstrakte Begriffe, die keinerlei Entsprechung in der realen Welt, seiner Lebensrealität, haben. Wohl aber der einfache Hinweis, dass er bei der Auswahl seiner Ernährung so denken solle, als würde er für seine Kinder mitbestellen – was die Regelmäßigkeit der Ernährung in Ansätzen genauso strukturiert wie die Lebensmittelauswahl. Und zu Hause isst er tatsächlich *wie* seine Kinder – nach dem Abendessen putzt er die Zähne und trinkt nur noch Wasser. *Dinner and Done*. Das Ergebnis: 8 kg weniger *ohne* eine Ernährungsumstellung im engeren Wortsinne.

Daher formuliere ich als grundlegende Regel für die Nahrungsmittelauswahl: *Iss, wie dein Kind essen sollte*. Ob man Kinder hat oder nicht, man sollte seine Essensentscheidungen über die Woche an den unausgesprochenen Regeln und Vorgaben orientieren, die man für seinen Nachwuchs macht oder machen würde – und sich daran halten.

Mit dieser simplen Regel ist sehr viel gewonnen, weil sie 80 % der Mahlzeiten der Woche auf eine solide, »gesunde« Basis stellt und dennoch Ausnahmen zulässt. Ohne uns in der Analyse dessen zu verlieren, was nun die beste und gesündeste Ernährungsform ist, können wir uns derart von unserer Intuition leiten lassen und lernen, uns selbst so zu vertrauen, wie unsere Kinder es tun, wenn es um Ernährung geht.

Denn die fragen in der Regel nicht Google, Chat GPT oder den Ernährungsdoc, wenn es um ihr Essen geht. Sondern uns. Dieser Verantwortung sollten wir gerecht werden – ihnen gegenüber und uns selbst.

> *Alltagstipp:*
>
> *Kinder haben ein Recht darauf, dass Erwachsene die eigene Ernährung genauso priorisieren wie die ihrer Kinder. Was komisch klingt, ergibt Sinn, wenn man es genau betrachtet: Ein Kind ist darauf angewiesen, dass die Eltern sehr lange möglichst gesund und funktionell fit sind, weil sie ihnen die Welt zeigen. Daher hat dein Kind das Recht, von dir zu fordern, dass dieselben Regeln, die für sie oder ihn gelten, auch für dich gültig sind. Mein Tipp ist demnach, sich ziemlich klar zu überlegen, welche Regeln für das Kind gelten sollen, wenn es um Ernährung geht (keine Süßigkeiten vor dem Abendessen, kein Mittagessen im Fast-Food-Restaurant usw.) und diese Regeln genauso auf sich anzuwenden.*

17. Ballaststoffe – oder: Die Iss-mehr-Pflanze-Regel

Wenn wir alle wie unsere Kinder essen sollten, dann müssten wir vermutlich einen Kampf dennoch kämpfen: den um das Gemüse. Dass sich Kinder mit Gemüse schwertun, ist nichts Außergewöhnliches. Ihren Eltern geht es nämlich genauso. Und was Hans nicht lernt, lernt Hänschen auch nicht.

Lediglich 27 % der Frauen und nur 20 % der Männer essen die empfohlenen 400 g Obst und Gemüse am Tag – im Schnitt sind es bei den Deutschen sogar nur 289 g.[102] Was ihnen dadurch fehlt, sind vor allem Mikronährstoffe, also Vitamine, Mineralien, Spurenelemente und *Ballaststoffe*.

Tatsächlich gibt es wohl kaum jemanden, der sich mit Ernährung auseinandergesetzt und das Wort »Ballaststoffe« noch nicht gehört hat. Vermutlich ordnen die meisten diese Nährstoffkategorie dem Darm zu, weil wir alle irgendwie wissen, dass die Stoffe etwas mit dem Zentrum unserer Verdauung machen.

Ballaststoffe sind eigentlich Kohlenhydrate, die in Pflanzen vorkommen, aber für unseren Darm unverdaulich sind. Das heißt, wir verstoffwechseln sie nicht direkt, um Energie daraus zu produzieren.[103] Dennoch sind sie für den Darm wichtig – denn sie

102 https://www.bmel.de/DE/themen/ernaehrung/gesunde-ernaehrung/nationale-verzehrsstudie-zusammenfassung.html (14.2.2025).

103 Zumindest nicht direkt: über den Umweg der Fermentation entstehen kurzkettige Fettsäuren, die als Energie genutzt werden können.

dienen den unendlich vielen Darmbakterien, dem Mikrobiom, als Futter. Das geschieht durch eine vollständige oder unvollständige Fermentierung, je nach Art der Ballaststoffe. All das sorgt dafür, dass die Verdauung insgesamt besser funktioniert, weil die Darmflora durch die Ballaststoffe regelrecht aufblühen kann. Direkt merken wir das häufig an einem längeren Sättigungsgefühl, gesundem und regelmäßigem Stuhlgang und einer etwas längeren Transitzeit der Nahrung in Magen und Darm, wodurch sich auch die Nährstoffabsorption verbessert.

Da unter die Ballaststoffe eine Reihe von Nahrungsfasern fallen, ist es sinnvoll, ein möglichst breites Spektrum zuzuführen. Also nicht nur Gemüsesorten, sondern auch Obst, Hülsenfrüchte und Vollkorngetreide sowie Nüsse und Samen – im weitesten Sinne also Lebensmittel der Kategorie *Pflanze*.

Eine Schwierigkeit, die viele Menschen haben, wenn sie versuchen, ballaststoffreicher zu essen, ist jedoch eine recht deutliche Reaktion des Verdauungstrakts. Denn Blähungen, Schmerzen oder kurzzeitige Verdauungsprobleme können die Folge sein. Daraus leitet man häufig den Fehlschluss ab, dass man Ballaststoffe – oder bestimmte Pflanzenarten – nicht vertragen würde und deshalb die Zufuhr unterlassen sollte. Tatsächlich ist jedoch in den meisten Fällen das Gegenteil der Fall: Weil wir so wenige Ballaststoffe essen, machen sie uns zu Beginn solche Probleme.

In neun von zehn Fällen ergibt meine Erstauswertung von Ernährungsprotokollen ein ähnliches Bild: Die Zufuhr von Gemüse und Ballaststoffen ist extrem gering. Blattsalat und Weizenprodukte sind die Hauptvertreter aus der Kategorie Pflanze, in einigen Fällen wird auf Hafer im Müsli zurückgegriffen, dazu gibt es ab und zu ein Stück Obst – aber in der Regel war es das an ballaststoffreichen Produkten.

Und dieser Ernährungstrend ist keine Einzelbeobachtung: In der großen Nationalen Verzehrsstudie II[104] stellte man bereits 2015 fest, dass pro Tag nur 19 g bzw. 18 g (Männer und Frauen) an Ballaststoffen zugeführt werden. Selbst die ansonsten heterogene und nirgendwo übereinstimmende uferlose Literatur zum Thema Ernährung ist sich in einem Punkt einig: mehr Gemüse. Mehr Pflanze.

In einer Welt, in der wir zunehmend mehr Convenience-Produkte konsumieren, d. h. Lebensmittel, die schnell zubereitet und gegessen werden können und die so gut schmecken, dass wir auch sehr viel davon essen können,[105] haben Ballaststoffe keine gute Stellung. Sie verlangsamen ja gerade die Verdauung, sind etwas sperrig in Verzehr und Verstoffwechslung und stehen damit dem Grundgedanken der Fast-Food-Kultur diametral entgegen.

104 Bundesministerium für Ernährung und Landwirtschaft: Nationale Verzehrsstudie II: Wie sich Verbraucherinnen und Verbraucher in Deutschland ernähren, online unter: https://www.bmel.de/DE/themen/ernaehrung/gesunde-ernaehrung/nationale-verzehrsstudie-zusammenfassung.html (21.03.2024).

105 Blech 2017.

Daher ist meine zweite Regel, wenn es um die konkrete Auswahl der Nahrungsmittel geht, immer und in allen Fällen: *Iss mehr Pflanze*. Das bedeutet konkret und in dieser Reihenfolge: mehr Gemüse. Mehr Obst. Mehr Hülsenfrüchte. Mehr Nüsse und Samen. Mehr Vollkorngetreide.

Ich beginne, schrittweise den Ballaststoffgehalt in der Ernährung zu erhöhen, indem ich Gemüseportionen nacheinander zu allen Mahlzeiten hinzunehme, zum Frühstück auch gern Obst oder Nüsse. Danach passe ich die Mengen an – die weitaus meisten Personen vertragen problemlos zwei faustgroße Portionen zu Mittag- und Abendessen.

So erhöhen wir den Ballaststoffgehalt schrittweise und langsam, um das Verdauungssystem allmählich an die Mehrarbeit zu gewöhnen – mit sehr vielen positiven Folgen. Eine höhere Ballaststoffzufuhr verringert das Sterblichkeitsrisiko und senkt zudem das Risiko, an kardiovaskulären Erkrankungen oder Krebs zu sterben. Mehr Ballaststoffe zeigen schützende Wirkungen auf das Herz-Kreislauf-System, verringern also das Risiko kardiovaskulärer Erkrankungen (wie koronarer Herzkrankheiten und von Schlaganfällen) sowie von Diabetes Typ 2 und Adipositas, Bluthochdruck und verschiedener Krebsarten. Die Blutfettwerte werden positiv beeinflusst und die Stoffwechselgesundheit wird somit nachhaltig verbessert.

Das beste Argument für mehr Pflanze gibt uns jedoch eine 2014 erschienene Metaanalyse im *American Journal of Epidemology*. Darin untersuchten die Forscher:innen den Zusammenhang von Ballaststoffzufuhr und Gesamtsterblichkeit, und zwar indem sie verschiedene Kohortenstudien einer Metaanalyse unterzogen. Das erlaubte ihnen, aus 17 Studien fast 1 Million Datensätze von Teilnehmer:innen zu analysieren, und das Ergebnis ist eindrucksvoll: Für jede 10-g-Erhöhung an Ballaststoffen pro Tag sank das Gesamtsterblichkeitsrisiko um 10 %.[106] Hätten wir ein Medikament, das die Gesamtsterblichkeit so einfach und günstig so signifikant reduziert – es wäre binnen weniger Tage ausverkauft.

Trotzdem haben die Ballaststoffe und mit ihnen das Gemüse nicht den besten Ruf unter den großen Drei (Protein, Ballaststoffe, Wasser), denn irgendwie wirken diese unverdaulichen Überbleibsel deutlich uncooler als die aggressiv beworbenen High-Protein-Wunder (obwohl in Pflanzen Ballaststoffe häufig mit Proteinen gemeinsam daherkommen).

Gemüse ist schlicht nicht sexy. Gemüse ist eines der Lebensmittel mit der geringsten Gewinnmarge. Gemüse anzubauen, ist aufwendig, dauert lange und ist mit relativ hohen Kosten verbunden, sowohl personell wie infrastrukturell. Gemüse kann schlecht beworben werden.

All das trägt nicht dazu bei, Gemüse und ein paar unverdauliche Pflanzenfasern zu den neuen Superstars der Ernährung zu machen – obgleich sie es verdient hätten.

106 Yang et al. 2014.

Denn die Benefits von allen Arten von Gemüse übersteigen die Benefits nahezu jedes anderen Lebensmittels: Hohe Ballaststoffdichte. Hohe Mikronährstoffdichte. Wenige Kalorien. Fast ausschließlich gesundheitliche Vor-, kaum bekannte Nachteile. Gemüse kann in nahezu jeder Form gegessen werden. Gemüse kann in nahezu jeder Menge gegessen werden.

Mehr Pflanze ist damit mehr als bloß ein gut gemeintes »iss dein Gemüse« – es ist ein Ratschlag, der aktiv das Leben verlängern kann. Aus diesem Grund ist *mehr Pflanze* einer meiner drei Grundpfeiler, wenn ich Ernährung vermittle, weil es die Regel mit dem größten, nachhaltigsten und spürbarsten Effekt überhaupt ist. Man kann viele Dinge in seiner individuellen Ernährung machen, wie man möchte, aber es gibt eine unhintergehbare Wahrheit: Mehr Pflanze hat nur Vorteile.

ALLTAGSTIPP:

Iss Pflanze zu jeder Hauptmahlzeit und iss mehr davon, als du denkst. Einfacher kann man diesen Tipp nicht formulieren.

18. HEISSHUNGER – ODER: DIE MEHR-ESSEN-REGEL

Ich arbeite seit 20 Jahren im Personal Training und in der Ernährungsberatung. 2009 habe ich ein polnisches Model betreut, das viel in Los Angeles gearbeitet und dort den ersten »Kohlhype« mitgemacht hat – eine Zeit, in der junge Frauen nur noch Kohl gegessen haben aufgrund der zahlreichen gesundheitlichen Vorteile.

Selbst bei dieser Kundin und ihren Freund:innen kam es nicht vor, und auch in den Jahren davor oder danach nicht, dass sich jemand an grünem Gemüse und Kohl überfressen hat. Es kam auch niemals vor, dass montags morgens bei mir jemand auf der Trainingsfläche saß und mir erklärte, dass er oder sie am Samstag richtig über die Stränge geschlagen und vor dem Sofa so viele Röschen Brokkoli in sich hineingestopft hätte, bis ihm oder ihr schlecht geworden sei. Ich habe noch nie jemanden kennengelernt, der sich beschwert hätte, dass er von zu viel Kohlrabi zugenommen habe.

Heißhungerattacken betreffen niemals Gurken, Blattspinat oder Karotten. Sondern immer Schokolade, Gummibärchen oder Kekse.

Die allgemeine Strategie, um mit Heißhunger umzugehen, ist immer eine Reduktion: Wenn ich am Abend auf der Couch zu viel Süßkram in mich hineinstopfe, werde ich am kommenden Tag fast automatisch versuchen, mich beim Essen zu zügeln. Und das gelingt mir in der Regel so lange, bis die nächste Heißhungerattacke kommt.

Viel schlauer ist es hingegen, den Heißhunger dort zu packen, wo er herkommt: beim Hunger. Und daher heißt die Lösung nicht weniger, sondern *mehr essen*. Heißhunger hat es schwer, wenn jemand fünf Mahlzeiten am Tag isst. Heißhunger hat es sehr schwer, wenn schon das Frühstück aus 500 g Gemüse und einer ordentlichen Portion Eiweiß besteht und ohne Not um 10 Uhr morgens im Büro noch ein Joghurt mit Nüssen gegessen wird.

Das *Mehr-Essen* sollte idealerweise immer stattfinden, bevor die Heißhungerattacke kommt, und nur in Ausnahmefällen dann, wenn sie kommt. Für den zweiten Fall hat die Biochemikerin und Blutzuckerexpertin Jessica Inchauspé in ihrem Bestseller *Glucose Revolution* 2022 vorgeschlagen, allen Mahlzeiten zumindest einen »Green Starter« voranzustellen, und anhand eigener Blutzuckerwerte gezeigt, dass diese Praxis dazu führt, dass dieselbe Mahlzeit durch die Hinzunahme eines Gemüses für weniger Blutzuckerausschlag sorgt,[107] was zumindest spätere Heißhungerattacken einschränken sollte.

Selbstverständlich gibt es eine Einschränkung: Das *Mehr* des Essens sollten vorrangig Ballaststoffe, also Gemüse, Nüsse, Hülsenfrüchte, und Proteine sein – weil genau diese Lebensmittel satt machen und satt halten,[108] wohingegen beispielsweise Kohlenhydrate – also Brot, Pasta und Ähnliches – das geringste Sättigungspotenzial aufweisen[109] (auch wenn sie vielerorts noch Sättigungsbeilage heißen).

Wenn also Heißhunger ein Problem ist, schlage ich vor, den Tag mit einem möglichst großen Frühstück, bestehend aus Gemüse und einer Proteinquelle, zu starten und bewusst eine Zwischenmahlzeit vor dem Mittagessen einzuplanen, die ebenfalls eine Proteinquelle mit Ballaststoffen sein sollte – beispielsweise ein Quark mit einigen Nüssen.

Wenn das Mittagessen nach derselben Strategie zusammengestellt wird, ist es extrem unwahrscheinlich, dass am Nachmittag eine Heißhungerattacke auftritt – und wenn doch, ist es eine gute Idee, sich mit einer weiteren Zwischenmahlzeit zu helfen. Wer dann noch ein vollwertiges Abendessen zu sich nimmt, wird sich schwertun, danach eine komplette Tüte Gummibären zu essen – ganz einfach, weil das System voll ist.

Die Mehr-Essen-Regel funktioniert, weil sie uns nichts wegnimmt, sondern im Gegenteil, uns etwas zugesteht und Heißhunger mit Sättigung begegnet und nicht mit der trüben Aussicht auf ewigen Verzicht.

---

107 Inchauspé 2023, 117ff.

108 Abou-Samra et al. 2011; Bendtsen et al. 2013; Halton et al. 2004; Westerterp-Plantenga et al. 2009; Kim 2020; Hernández et al. 2020; Hervik / Svihus 2019.

109 Skotnicka et al. 2022; Hernández et al. 2020.

Alltagstipp:

Wer es gar nicht schafft, von Süßigkeiten loszukommen und die Heißhunger-Attacken in den Griff zu kriegen, dem empfehle ich, vor den Süßigkeiten eine Portion Obst oder Gemüse oder Protein zu essen. Das heißt, anstatt sich die Süßigkeiten zu verbieten, nimmt man sich vor, vor dem Süßgenuss etwas anderes zu essen. Das ist deutlich einfacher durchzuhalten, weil man sich nichts untersagt. Gleichzeitig hilft es dabei, weniger Süßigkeiten zu essen und damit auf Dauer den Heißhunger besser in den Griff zu bekommen.

19. RESTAURANTBESUCH – ODER: DIE ENTWEDER-ODER-REGEL

Die meisten Menschen haben klare Intuitionen, wenn es um Essen geht, aber die meisten Menschen scheinen diese Intuitionen sofort zu vergessen, wenn sie ein Restaurant betreten – zumindest wenn es am Abend ist. *Essen gehen* ist meistens eine soziale Angelegenheit, was bestimmte Entscheidungen etwas schwieriger macht, und es ist immer noch mit der Aura des Besonderen verbunden, weil man die Möglichkeit hat, sich Dinge zu gönnen, die es zu Hause nicht gibt.

Im Verlauf der letzten Jahre konnte ich beobachten, dass Restaurantbesuche (oder Bestellungen beim Lieferdienst) konstant mehr wurden. Für viele Kund:innen ist es alltägliche Praxis, im Restaurant zu essen. Daran ist per se nichts auszusetzen, aber jeder Restaurantbesuch ist in gewisser Weise auch die Begegnung mit einer Blackbox – weil ich schlichtweg nicht weiß, wie oder mit welchen Zutaten ein Gericht zubereitet wurde. Das wird immer dann zum Problem, wenn man, aus welchen Gründen auch immer, wissen muss oder wissen will, was man isst – und das am besten möglichst genau.

Im Falle von Unverträglichkeiten, Allergien oder Erkrankungen reicht es in der Regel, gezielt zu fragen. Aber wenn es um die bloße Zielsetzung geht, dass jemand sein Gewicht möglichst genau managen will oder muss, ist es schwierig, herauszubekommen, mit wie viel Öl die Köchin gekocht hat. Genau darin liegt das Problem: Regelmäßiges Essen im Restaurant ist direkt verknüpft mit einer höheren Kalorienzufuhr, mehr Salz und vor allem mit einer höheren Aufnahme gesättigter Fette – die nachweislich Risiken für die Gesundheit mit sich bringen.[110]

Man könnte meinen, dass die meisten Menschen, die regelmäßig essen gehen, eine Intuition dafür entwickelt hätten, welches Gericht sich am besten eignet, wenn man

110 Ngyuen et al. 2014.

seine Kalorienaufnahme im Griff behalten möchte. Aber sie bestellen doch relativ zielsicher ein Fleischgericht mit Bratkartoffeln und Soße – als hätte die eigene Intuition leider keinen Platz mehr im Restaurant bekommen.

Dabei gilt es, eine Sache festzuhalten: Es ist grundsätzlich nichts gegen Restaurantbesuche, kulinarische Freuden und den Genuss zu sagen – es ist nur hilfreich zu wissen, was man isst und was man besser nicht essen sollte, wenn das Restaurantessen eher Mittel zum Zweck und nicht kulinarischer Hochgenuss sein soll und man sich überdies vorgenommen hat, ein paar Kilo abzunehmen.

Auf die häufige Frage, was soll ich im Restaurant, im Hotel oder bei der Eröffnungsgala essen, habe ich daher eine relativ einfache Abfolge als Antwort entwickelt:

Gemüse und Protein als Basis – keine Soßen – Alkohol oder Dessert. Nach dem letzten Glied der Gleichung ist es die *Entweder-oder-Regel* benannt.

Wie im Kapitel über Fette und Kohlenhydrate beschrieben, sind das die beiden Energieträger, von denen einer – Fette – gleichzeitig ein wichtiger Geschmacksträger ist. Es ist daher schwer vorstellbar, im Restaurant ein Hauptgericht zu bekommen, das nicht viel Fett enthält. Allein aus dem Grund, weil es dann einfach besser schmeckt. Wenn ich jetzt auch noch ein Gericht bestelle, das schon dem Namen nach Kohlenhydrate als Basis hat – Käsespätzle etwa –, besteht mein Hauptgericht primär aus Energieträgern – Energie, die ich mutmaßlich nicht in so großer Zahl brauche, weil ich im Restaurant sitze und danach entweder zurück an den Schreibtisch oder nach Hause auf meine Couch gehe. Daraus folgt, dass ich die ungenutzte aufgenommene Energie einlagere – womit ich das Gegenteil davon erreiche, was ich möchte. Die Lösung lautet daher *Gemüse und Protein als Basis* – Fisch mit Gemüse, Quinoa-Salat, Schweinelende mit Pilzen: All das sind recht gute Optionen. Das Gemüse liefert Ballaststoffe, die satt machen und unserem Darm gefallen, das Protein kann als Baumaterial verwendet werden.

Ein zweiter wichtiger Punkt sind Soßen, deren einzige Funktion der Geschmack ist. Genau aus diesem Grund bestehen viele Soßen aus Fetten und Zucker – weil es schmeckt. Selbstverständlich gibt es Ausnahmen und gerade in der gehobenen Gastronomie sind die Soßen häufig feinsinnig komponiert, aber im Gros der Fälle ist die Soße eine kalorische Blackbox. Wer also auf die Kalorien achten möchte oder muss, verzichtet auf die Soßen oder lässt sie extra servieren und nutzt sie dann nur spärlich. Das gilt selbstverständlich auch für die Salatsoße – das Dressing hat in vielen Fällen mehr Kalorien als der gesamte Salat.

Schließlich empfehle ich, die *Entweder-oder-Entscheidung* zu treffen. Entweder man trinkt den Abend über Alkohol, was flüssige Kalorien sind, deren einzige Funktion der Genuss ist, oder man genießt abschließend ein Dessert. Viele Desserts kommen schnell auf 600, manchmal 1000 Kalorien, was mit einigen Gläsern Bier oder Wein auch leicht erreicht wird. Um demnach nicht 2000 Genusskalorien am Abend zu konsumieren – für viele Menschen der kalorische Tagesumsatz –, ist es ratsam, entweder das Dessert oder den Alkohol zu wählen.

Mit diesen simplen Regeln ist es relativ leicht, die Kalorienzufuhr im Restaurant zumindest einigermaßen unter Kontrolle zu behalten und somit der Kernintuition dafür treu zu bleiben, was man isst und wie viel Energie man damit aufnimmt.

Und in letzter Instanz erlauben die Regeln dann, an wirklich ausgewählten Abenden im Restaurant bewusst davon abzuweichen und sich wirklich etwas zu gönnen – mit Genuss, Freude und in dem Wissen, dass es sich um einen besonderen Abend handelt.

Alltagstipp:

Wie im Kapitel »Essensplanung« erklärt, ist es sinnvoll, wenn möglich im Restaurant auf das Tagesessen zurückzugreifen. Außerdem ist es ratsam, alltägliche Restaurantbesuche von besonderen abzugrenzen und das auch in der Auswahl der Gerichte sichtbar zu machen. Bei einem besonderen Restaurantbesuch sollte man sich von allen Regeln verabschieden und die kulinarische Erfahrung genießen, bei alltäglichen Restaurantbesuchen hingegen empfehle ich, möglichst nah an der eigenen Küche zu essen und die obigen Regeln umzusetzen.

20. WASSER IST LEBEN – ODER: DIE STUNDENREGEL

Egal, in welche Veröffentlichung man zum Thema Ernährung schaut, meist geht es um die »großen« Themen: Proteine, Kohlenhydrate, Fette, Zucker, um Superfoods und Lebensmittel, die gesund oder ungesund sind. Und auch in Gesprächen geht es nur am Rande um Getränke. Genau diese Marginalisierung des Trinkens erlebe ich auch in meiner täglichen Praxis.

Karo ist Ärztin und arbeitet in einem großen Krankenhaus. Ihr Alltag besteht aus sehr viel Laufen, Gesprächen mit vielen Menschen, Patientenakten, Diagnosen, kleinen Snacks zwischendurch und Kopfweh nach 14 Uhr. Das Kopfweh wurde untersucht und man fand keine Lösung. Im Personal Training entwickelten wir die Übungen, um Spannungskopfschmerzen zu vermeiden – aber das Problem blieb.

Irgendwann kamen wir dahinter, dass die Kopfschmerzen an freien Tagen ausblieben – und an solchen, an denen Karo ausschließlich im Büro war und Patientenakten bearbeitete. Es dauerte noch eine Weile, bis sich herausstellte, dass Karo während ihrer normalen Schichten im Krankenhaus einfach vergaß zu trinken – was ihr im Büro nicht passierte.

Karo war der erste Fall, bei dem mir klar wurde, dass Wasser eine Basisregel sein muss – auch wenn es scheinbar eine Selbstverständlichkeit ist. Die meisten Menschen trinken zu wenig. Und vor allem trinken sie zu wenig Wasser.

Der primäre Fokus liegt hier auf *Wasser*, nicht auf Trinken. Denn es ist klares, im Idealfall gefiltertes Wasser ohne Zusatzstoffe, das sowohl auf systemischer (also gesamtkörperlicher) genauso wie auf Zellebene entscheidende, überlebenswichtige Aufgaben übernimmt. Streng genommen ist Wasser zentral für alle biochemischen Vorgänge und damit Voraussetzung für biologisches Leben, also auch für unser je individuelles Leben.

Wasser sorgt für Hydratation und Hydratation heißt Zellgesundheit. Über das Wasser gelangen gelöste Nährstoffe in die Zellen und können gleichzeitig Abfallprodukte (auch wenn es so etwas im strengen Wortsinne im Körper nicht gibt) über Schweiß und Urin abtransportiert werden.[111] Wasser ist somit zentral für die Ver- und Entsorgung. Zudem reguliert Wasser die Körpertemperatur über den Schweiß und den pH-Wert und ist entscheidend für die Homöostase, d. h. das physiologische Gleichgewicht. Blutdruck und Viskosität (Fließeigenschaft des Blutes) sind ebenfalls vom Wasser abhängig und nicht zuletzt hat der Wasserhaushalt entscheidenden Einfluss auf die Motilität des Magen-Darm-Traktes, also die Verdauung. Wer zu wenig trinkt, zwingt seinen Magen dazu, erst Flüssigkeit abzugeben, bevor der Speisebrei hergestellt werden kann, der dann weiter verstoffwechselt wird.

All das sind Gründe dafür, dass eine ausreichende Wasserversorgung das Risiko, an Herz-Kreislauf-Erkrankungen zu sterben, signifikant reduziert,[112] die Wahrscheinlichkeit, Typ-2-Diabetes zu entwickeln, senkt[113] und die sogenannte »All-Cause-Mortality«, also die Gesamtsterbewahrscheinlichkeit, reduziert.[114] Auch im Hinblick aufs Gewichtsmanagement ist eine höhere Wasserzufuhr eine sinnvolle Maßnahme, weil dadurch quasi automatisch die Zufuhr von zuckerhaltigen Getränken zurückgeht, was vor allem bei Kindern und Jugendlichen eine wichtige Intervention ist.[115]

Kurz: Wasser ist Lebensqualität – und Kopfschmerzen sind ein erstes Signal dafür, dass der Flüssigkeitshaushalt nicht optimal gesteuert wird. Ein weiterer Indikator ist die Farbe des Urins, der idealerweise hell- bis mittelgelb sein sollte. Ein dunkelgelber Urin ist noch in Ordnung, aber mehr Flüssigkeitszufuhr könnte nicht schaden.

Trotz der enormen Bedeutung von Wasser trinken viele Menschen einfach zu wenig davon – Wasser geht im Alltag unter. Es ist nicht immer zur Hand oder es wird durch Kaffee ersetzt. Zwar regulieren auch andere Getränke den Flüssigkeitshaushalt, aber unsere Basis sollte Wasser sein. Allgemeine Vorgaben gibt es nicht, da der Wasserhaus-

111 Vor diesem Hintergrund ist leichter verständlich, wieso das »Wasser in den Beinen« bei älteren Menschen ein Problem ist, weil offenbar nicht mehr genug Wasser in die Zellen gelangt.

112 Majidi et al. 2021.

113 Janbozorgi et al. 2021.

114 Majidi et al. 2021.

115 Vargas-Garcia et al. 2017.

halt genau wie das Durstempfinden individuelle Größen sind, die sich nur schwer verallgemeinern lassen.[116]

Daher gebe ich eine grundlegende Regel aus: Für jede wache Stunde des Tages ein Glas Wasser, das in der Regel zwischen 200 und 300 Milliliter umfasst. Als Erstes nach dem Aufstehen empfehle ich, ein Glas Wasser zu trinken, denn was du morgens tust, tust du den Rest des Tages.[117] In jeder weiteren Stunde sollte ein weiteres Glas getrunken werden. Sinnvoll ist hier, sich zu Beginn jeder Stunde das Glas am Schreibtisch aufzufüllen und am Ende der Stunde zu kontrollieren, dass es leer ist. Wer unterwegs ist, sollte eine Trinkflasche bei sich haben, die, je nach Größe, nach zwei bis drei Stunden leer getrunken sein sollte.

Auf diese einfache Art – jede wache Stunde des Tages ein Glas Wasser – ist der Wasserhaushalt ausreichend reguliert, weil »ausgefallene« Stunden nicht über Gebühr ins Gewicht fallen und gleichzeitig eine einfache Regel existiert, die den Wasserkonsum in den Fokus rückt. Ähnliche Ansätze gab es bereits mit der 8x8-Vorgabe (8 Gläser Wasser mit je etwa 8 Unzen = 240 ml am Tag),[118] die mir allerdings zu wenig den Kontinuitätsaspekt (also die Regelmäßigkeit des Trinkens) in den Vordergrund rückt.

Daher empfehle ich ein Glas Wasser in jeder wachen Stunde des Körpers, mit einem Glas extra für jede Stunde Sport, die getrieben wird. Die Formel ist einfach, sie ist intuitiv und sie ist pragmatisch umsetzbar. Sie lässt zudem ausreichend Raum für »Fehler« – was sie praktikabel und wertvoll für den Alltag macht. Und zudem ist sie einer der wichtigsten Ratschläge für mehr Energie, mehr kognitive Leistung, eine Reduktion fast aller Krankheitsrisiken und körperliches Wohlbefinden – nahezu kostenlos. Ein ziemlich starkes Argument für das Glas Wasser.

Alltagstipp:

Wer wirklich Schwierigkeiten mit ausreichendem Trinken hat, sollte morgens eine große Trinkflasche (1,5 l Wasser) in die Tasche packen und versuchen, zu jeder vollen Stunde ein Glas aus der Trinkflasche zu füllen und zu trinken. Was am Abend nicht getrunken wurde, wird dann noch leer gemacht, so ist zumindest die Menge ausreichend, wenn auch die Kontinuität nicht gegeben ist. Wer diese Strategie einige Tage hintereinander konsequent anwendet, dem wird es zusehends leichter fallen, die Flasche am Tag zu leeren. Als Grundregel gilt zudem, dass, je älter wir sind, die Flüssigkeitszufuhr zusehends wichtiger wird.

116 Yamada et al. 2022.

117 Hier setze ich aus verschiedenen Gründen seit vielen Jahren auf das Wasser mit einem Schuss Limettensaft und einer kleinen Prise farblichen Salzes, beispielsweise Himalaya-Salz.

118 Valtin 2002.

21. FASTEN – ODER: DIE »FASTE, WENN DU ESSEN MÖCHTEST«-REGEL

Seit einigen Jahren, vielleicht sogar schon seit einem Jahrzehnt, ist Fasten als Ernährungsform wieder auf dem Vormarsch. Wer früher fastete, war in der öffentlichen Meinung dem religiösen Fundamentalismus näher als der eigenen Gesundheit, was sich inzwischen umgedreht hat. Es gibt wenige gesundheitsbewusste Freundeskreise, in denen nicht gerade jemand fastet, sei es in Intervallen zum Abnehmen, tageweise als »Detox« oder gar als Weg zum nahezu ewigen Leben. In einem Artikel zum beliebten Basenfasten nannte die *Brigitte* Fasten sogar den »Großputz für den Organismus«.[119]

Wie wir jedoch inzwischen im Hinblick auf den Gesundheitssektor – und vor allem den Ernährungsbereich – gelernt haben, sind eierlegende Wollmilchsäue rar und entpuppen sich nicht selten als klimaschädliches Mastvieh, das als schwäbisch-hallisches Landschwein vermarktet wird.

Was ist Fasten und sollten wir es alle tun, um ewig schlank in innerlicher Reinigung zu leben?

Fasten ist zunächst einmal – genauso wie jede andere Form der Diät – eine Restriktionsdiät, mit dem entscheidenden Unterschied, dass nicht primär Nahrungsmittel beschränkt werden, sondern Zeit, innerhalb derer Nahrung zugeführt werden darf.

Das macht auch im Grundsatz erst einmal die gesamte Magie des Fastens aus: Wenn ich weniger Zeit zur Verfügung habe, um etwas zu essen, ist die Wahrscheinlichkeit relativ hoch, dass ich schlichtweg weniger esse – eine Regel, zu der es natürlich Ausnahmen gibt. Wenn, wie im Ramadan, das nächtliche Fastenbrechen ritualisiert wird, besteht durchaus die Möglichkeit, dass in einer einzigen großen Mahlzeit ähnlich viele Kalorien zugeführt werden wie sonst in drei – aber das bleiben Randphänomene. Im Kern wird man festhalten können, dass weniger Zeit zum Essen bei Beibehaltung der sonstigen Routinen dazu führen wird, dass weniger gegessen wird und damit abgenommen werden kann – was den Effekt absolut vergleichbar macht mit einer Diätform, bei der durch Kalorienrestriktion weniger gegessen wird, wie zahlreiche Studien auch immer wieder herausgearbeitet haben.[120]

Der Vorteil einer Fastenintervention liegt dann auch mehr im psychologischen Faktor: Wer nicht das Gefühl hat, sich, außer in der Zeit, irgendwie einschränken zu müssen, dem fällt es gegebenenfalls leichter, am Ball zu bleiben.[121]

Hinzu kommen die gesundheitlichen Versprechen, die zahlreich, aber keineswegs

---

119 https://www.brigitte.de/gesund/fasten/basenfasten-grossputz-fuer-den-organismus-10186758.html (15.07.2024).
120 Seimon et al. 2015; Trepanowski et al. 2017; Ezzati 2024.
121 Steger et al. 2022.

allesamt gut belegt sind. Fasten werden Effekte für die Lebensdauer zugeschrieben,[122] für die Stoffwechselgesundheit, Körperfettreduktion, Blutfettwerte, Diabetes, Erhöhung der Insulinsensitivität und die kardiovaskuläre Gesundheit.[123] Allerdings sind nahezu all diese Effekte auch zu beobachten, wenn Menschen einfach ihre Kalorienzufuhr im Ganzen reduzieren und ausgewogen essen – was das Fasten zu *einer*, aber sicher nicht *der* Maßnahme fürs Gewichtsmanagement mit entsprechenden gesundheitlichen Folgen macht.

Hinzu kommen potenziell negative Aspekte des Fastens, die in der öffentlichen Diskussion kaum auftauchen.[124] Fastenmodelle tragen bei bestehenden oder latenten Essstörungen sicher nicht dazu bei, den Umgang mit Ernährung zu normalisieren, zudem gibt es deutliche Hinweise darauf, dass eine Fastenintervention mit einer Kalorienrestriktion zu Sarkopenie – Muskelverlust – beiträgt,[125] den es ab dem mittleren Lebensalter unbedingt zu vermeiden gilt.

Schließlich kommt ein psychologischer Aspekt hinzu, der in der wissenschaftlichen Diskussion oft übersehen wird, in der Praxis jedoch augenfällig ist: Nicht wenige Personen, die sich mit ihrer Ernährung schwertun, lassen unter dem Deckmantel des intermittierenden Fastens einfach das Frühstück aus und beginnen erst mit dem Mittagessen mit der Nahrungszufuhr. Weil man gehört oder gelesen hat, dass 16:8-Fasten gesund sei, isst man einfach nichts vom Zubettgehen bis zur Mittagszeit des kommenden Tages und gibt sich derart selbst ein gutes Gefühl. Dieses Vorgehen führt nicht häufig dazu, dass der Körper die »Fastenden« austrickst und durch stetiges Hungergefühl dafür sorgt, dass im Verlauf des Tages mehr gegessen, oder besser: gesnackt wird.

Dieses Beispiel zeigt, dass Fasten immer dann *nicht* funktioniert, wenn es einfach als Strategie benutzt wird, um dann nichts zu essen, wenn man ohnehin nicht dazu kommt (am Morgen), und in den anderen Zeiträumen essen zu können, was man möchte – denn schließlich hat man ja gefastet.

Wenn Fasten jedoch als Strategie eingesetzt werden soll, um Gewicht effektiv zu managen oder abzunehmen, dann muss das Gegenteil passieren – es muss genau dann gefastet werden, wenn *normalerweise* viel und gern gegessen wird. Ich habe daher für Menschen, die eine Form des Fastens ausprobieren möchten, die einfache »*Faste, wenn du essen möchtest*«-Regel entwickelt.

Wer zu mir kommt und sagt, dass intermittierendes Fasten etwas für ihn sein könnte, weil er ohnehin nicht frühstückt, dem sage ich, dass wir am Abend und in der Nacht fasten. Wer vorschlägt, unter der Woche tagsüber zu fasten, dem schlage ich vor, dass wir am Wochenende fasten. Tatsächlich fällt es vielen Menschen, die sich für eine Fas-

122 Napolaeo et al. 2021.
123 Patterson / Sears 2017.
124 Chung et al. 2020.
125 Fashi et al. 2021.

tenintervention interessieren, erstaunlich leicht, in stressigen Zeiten auf Essen zu verzichten – ein Effekt, der mit dem erhöhten Cortisolspiegel zusammenhängt: Dieses Stresshormon stabilisiert den Blutzuckerspiegel, wodurch das Ausbleiben von Nahrung oft kaum wahrgenommen wird. Mit dem Abflachen des Stresslevels – häufig am Nachmittag – steigt dann das Hungergefühl. Um diese suboptimale Kombination von fehlender Nahrung und hohem Stress zu durchbrechen, drehe ich die Fastenintuition um und schlage vor, dann zu fasten, wenn es am schwersten fällt. So erzielt Fasten den gewünschten Effekt, weil automatisch in den sonstigen Zeitfenstern – z. B. zum Frühstück – gegessen wird und die Kalorienzufuhr zu den Zeiten, wo sie sonst hoch war – am Abend –, wirklich reduziert wird.

Die »*Faste, wenn du essen möchtest*«-Regel hat noch einen anderen Vorteil. Fasten ist grundsätzlich eine gute Strategie für Menschen, die – zumindest zu bestimmten Zeiten – gern und viel essen. Es eignet sich aber generell weniger gut für diejenigen, die ohnehin Schwierigkeiten mit regelmäßigem Essen haben, die essen, was gerade da ist, oder die gerne mal das Essen komplett vergessen – und von diesen Menschen gibt es mehr, als man denkt. Für sie würde eine Fastenintervention kaum funktionieren, weil sie mehr Regelmäßigkeit in der Ernährung brauchen. Die Regel schließt sie demnach aus – was gut ist.

Sie schließt aber gerade die ein, die deshalb ein Problem mit Essen haben, weil Nahrung inzwischen im Überfluss verfügbar ist – genauso wie Informationen. Es ist kein Zufall, dass in den letzten Jahren gerade eine Methode des *Verzichts* so große Aufmerksamkeit erhalten hat. Der kontrollierte Stress für den Körper, den er im Moment des Verzichts erfährt, kann durchaus positive gesundheitliche Auswirkungen haben.[126] Denn Essen ist für die Industrienationen längst nicht mehr reine Energiezufuhr, sondern ein jederzeit zugängliches, hochindividualisiertes Genuss*produkt* geworden. Darin liegt das Kernproblem unserer gegenwärtigen Ernährung. Wir *können* ständig essen. Nahrungsmittel sind in einem Maße kapitalisiert, dass sie Produkte geworden sind, die allein dafür da sind, dass wir sie kaufen, konsumieren, möglichst wenig davon merken (unser Körper soll wenig Verdauungsarbeit haben), um schnell wieder kaufen, konsumieren und ewig so weitermachen zu können. Wir selbst verhalten uns wie ein Kleinwagen mit überdimensioniertem Tank, die auch noch jede Menge Benzinkanister dazustellen, bis kein Platz mehr bleibt. Und dann wundern wir uns, wieso wir nur langsam vorankommen und keinen Platz mehr im Kofferraum haben.

Die Dauerverfügbarkeit von Nahrung führt auch häufig dazu, dass über den Tag ständig etwas konsumiert wird, und seien es nur Kleinigkeiten. Kleine Snacks zwischen Frühstück und Mittagessen, eine Süßigkeit am Nachmittag, ein Feierabendbier, die Chips auf der Couch – unser Verdauungssystem hat ständig zu tun. Wenn unser Orga-

---

126 Ristow et al. 2014.

nismus aber konstant etwas *verarbeiten* muss, bleibt ihm wenig Zeit, anderes *ab*zuarbeiten – sprich das zu leisten, was findige Marketer *Detox* nennen, was aber eigentlich der Prozess der Autophagie ist, also der Selbstreinigung.

Fasten scheint sich positiv auf diesen zellulären Reinigungsprozess auszuwirken, vor allem Leber, Herz und Muskulatur profitieren davon, was sich wiederum die Stoffwechselgesundheit und die Lebensdauer erhöhen kann.[127] Verschiedentlich wird Fasten aus diesen Gründen auch als begleitende Maßnahme zur Therapie bei unterschiedlichen Erkrankungen wie Krebs, Diabetes oder kardiovaskulären Krankheiten empfohlen – was allerdings nicht dazu verleiten soll, das Fasten *selbst* als Therapie anzusehen.[128]

Fakt ist: Wer immer isst, der hat keine Zeit für den Prozess der Autophagie – während die, die wenig oder kaum essen, gar nicht ausreichend Nährstoffe zuführen, damit die Autophagie funktionieren kann. Den einen nützt Fasten daher, während es für die anderen eher negative Folgen haben wird.

Fasten ist also gerade für diejenigen von uns, die angesichts eines überbordenden, ständig lockenden Angebots von noch leckereren, noch knusprigeren Lebensmitteln ein Korrektiv brauchen, eine sehr valide Option, um sich zu versichern, dass, nur weil Nahrung ständig *verfügbar* ist, wir sie dennoch nicht ständig *essen* müssen. Ein solches Korrektiv bin ich für Odie und ein solches Korrektiv kann die Uhr für uns sein – nicht, weil ich Odie ärgern oder die Uhr uns piesacken möchte, aber weil es tatsächlich unwidersprochen und vielfach belegt einfach *gesund* ist, im Überfluss der Nahrung Mäßigung walten zu lassen.

Fasten ist in diesem Sinne wirklich weit mehr als eine Ernährungsform – sondern für einige Menschen ein wichtiger Schritt, um Nahrung wieder als *Lebens*mittel wahrzunehmen und sie nicht mehr gleichzusetzen mit abgepackten, hochverarbeiteten, auf ewig haltbaren Kunstprodukten aus Zucker und Fett. Denn das sind keine Lebensmittel – sondern Marketingprodukte.

Alltagstipp:

Egal, was wo wie steht – keine Methode des Fastens ist einer anderen überlegen, sprich die 16:8-Methode (16 Stunden fasten, 8 Stunden essen) ist genauso effektiv wie die 5:2-Methode (5 Tage essen, 2 Tage fasten), wenn man sie durchhält. Wer sich also fürs Fasten interessiert, sollte sich mit den verschiedenen Ansätzen vertraut machen und dann den wählen, der sich am besten in Alltag und Lebensstil einpassen lässt – ohne sich dabei selbst zu beschummeln. Aufgrund

127 Wang et al. 2021; Niekerk et al. 2016; Buono 2023; Raja / Veluchamy 2023
128 Antunes et al. 2018; Martínez-López et al. 2017; Koutouroushis / Sarkar 2021; Godar 2015; Alirezaei et al. 2010; Dellorusso et al. 2023; Chen et al. 2013; Riehle 2014; Huh 2022; Parvaresh 2024.

der Besonderheiten des weiblichen Stoffwechsels empfehle ich Frauen zudem immer, mit einer sanfteren Fastenmethode einzusteigen – das heißt, zunächst nur einzelne Mahlzeiten auszulassen oder die Fastenperioden auf 12 Stunden zu begrenzen.

22. VEGANISMUS – ODER: DIE 70/30-REGEL

In den letzten Jahren ist die sogenannte pflanzenbasierte Ernährung immer weiter in den Vordergrund gerückt: Veganismus ist *in*. Gesunde, bewusste und nachhaltige Ernährung ist hauptsächlich pflanzenbasiert, so scheint es aktuell. Eine große deutsche Krankenkasse fasst für ihre Mitglieder zusammen: »Das oberste Gebot einer gesunden Ernährung lautet: Essen Sie abwechslungsreich und überwiegend pflanzlich.«[129]

Die *Deutsche Gesellschaft für Ernährung* hat in ihren neuesten Ernährungsempfehlungen ebenfalls fast vollständig die Abkehr von Fleisch vollzogen. Ganz explizit sollen die neuen Vorgaben helfen, »den Verzehr von pflanzlichen Lebensmitteln zu steigern und den von tierischen Lebensmitteln zu senken, um Gesundheit und Umwelt zu schützen«, so die Fachgesellschaft.[130] Maximal 300 g Fleisch pro Woche sollten es noch sein, als empfohlen gilt aber eigentlich der Verzehr von einer möglichst reichhaltigen Auswahl an Gemüse, Obst, Getreide und Nüssen und nahezu keinen tierischen Produkten – mit der Ausnahme von einem Ei, einmal pro Woche.[131]

Wer sich vegan ernährt, lebt länger, lebt gesünder und hat gesündere Blutwerte,[132] schützt die Umwelt,[133] reduziert sein Gewicht, verbessert das Hautbild und die Verdauung[134] und wird zudem auch noch leistungsfähiger – selbst im Spitzensport.[135]

Was Fasten also nicht konnte, vegane Ernährung kann es – so scheint es manchmal. Das neue *Superfood* ist pflanzlich und rettet den Planeten.

---

129 Techniker Krankenkasse: Tipps für eine gesunde Ernährung, online unter: https://www.tk.de/techniker/magazin/ernaehrung-2000228?tkcm=aaus (5.9.2024).

130 Gut essen und trinken – die DGE-Empfehlungen, online unter: https://www.dge.de/gesunde-ernaehrung/gut-essen-und-trinken/dge-empfehlungen/#c6397 (5.9.2024).

131 Deutsche Herzstiftung: Eier und Cholesterin: Nur ein Ei pro Woche?, online unter: https://herz-stiftung.de/herz-sprechstunde/aktuelle-stellungnahmen/eier-cholesterin (5.9.2024).

132 PETA: Diese 6 Vorteile bringt eine vegane Ernährung mit sich, online unter: https://www.peta.de/veganleben/vorteile-vegane-ernaehrung/ (5.9.2024).

133 DGE: Ausgewählte Fragen und Antworten zu veganer Ernährung, online unter: https://www.dge.de/gesunde-ernaehrung/faq/faqs-vegane-ernaerung/#c6958 (5.9.2024).

134 Vogue Germany: Vegan Guide, online unter: https://www.vogue.de/lifestyle/artikel/vegan-leben-vorteile (5.9.2024).

135 Siehe die Netflix-Dokumentation *The Game Changers*, online unter: https://gamechangersmovie.com/ (5.9.2024).

Oder doch nicht? Fehlen uns denn bei veganer Ernährung nicht zahlreiche Mikronährstoffe, lebenswichtige Vitamine und vor allem Proteine, wie die Gegner:innen des Veganismus gern argumentieren?[136] Ist vegane Ernährung unter Umständen sogar so gefährlich, dass man die Bevölkerung explizit davor warnen müsse, wie die AfD fordert?[137]

Oder ist vegane Ernährung möglicherweise einfach *das* Gesundheitsthema, anhand dessen sich schlichtweg *alles* diskutieren lässt, weil es so gesellschaftspolitisch aufgeladen ist wie kein anderes?

Fakt ist vor allem: Veganismus polarisiert.

Wann immer etwas polarisiert, ist es unmöglich, das Thema differenziert und möglichst faktenbasiert zu betrachten, weil es von so vielen Seiten ideologisiert wird, dass daraus zwangsläufig eine Emotionalisierung folgt.

Als Ernährungsform ist Veganismus deshalb so komplex, weil er schon in seinen Grundannahmen über Ernährung hinausgeht und sich kulturell, ethisch und soziologisch positioniert. Veganismus ist daher, stärker als alle anderen Formen der Ernährung, *politisch*.

Wann immer eine Politisierung von Themen stattfindet, führt das zu einer Komplexitätsreduktion, weil Botschaften gebraucht werden, klare Richtlinien, von denen eben verlangt wird, dass sie »lebensentscheidend« und »handlungsleitend« seien. Das ist der Grund, warum pflanzliche Ernährung für alle politischen Lager Thema ist: als Chiffre für eine bürgerferne Politik von oben, die »uns« sogar unser Essen vorschreiben möchte auf der einen, als Allheilmittel für die Klimakrise und den kränkelnden Gesundheitssektor auf der anderen Seite.

Beim Veganismus muss eine solche Komplexitätsreduktion allerdings bereits im Ansatz scheitern. Denn schon seine beiden vermeintlich stärksten Argumente – Tierleid und CO_2-Emissionen – sind keineswegs so klar zu beantworten, wie man das gern tun würde.

In einer in der öffentlichen Diskussion wenig beachteten Studie haben die Philosophen und Ethiker Bob Fischer und Andy Lamey 2018 zu Recht argumentiert, dass es immer möglich sei, dass eine Ernährungsform, die auf tierische Produkte verzichtet, *mehr* tote Tiere produziert als eine, die sie inkludiert. Dieses Paradoxon hängt primär damit zusammen, dass die Zahl von getöteten »Feldtieren« wie Mäusen, Ratten, Insekten u. a. in der modernen Landwirtschaft extrem hoch ist.[138] Man geht von Hunderten

---

136 Deutscher Bundestag Drucksache 20/9798: Antrag der Abgeordneten Sebastian Münzenmaier et al., online unter: https://dserver.bundestag.de/btd/20/097/2009798.pdf (5.9.2024).

137 Deutscher Bundestag: AfD fordert Warnung vor veganer Ernährung, online unter: https://www.bundestag.de/presse/hib/kurzmeldungen-984214 (5.9.2024).

138 Fischer / Lamey 2018. Siehe auch Fischer 2021 zur weiterführenden Diskussion des Problems aus ethischer Sicht.

Millionen aus[139] – auf jeden Fall mehr als für den Verzehr getötete Tiere.[140] Der Ethiker Lamey geht sogar so weit, dass er unsere ethische Verpflichtung gegenüber den Lebewesen in der Notwendigkeit sieht, zumindest einige tierische Produkte zu essen.[141]

Damit ist aus einer ethisch-philosophischen Perspektive auch eine pflanzliche Ernährung nicht frei von Tierleid – was keinesfalls vegane Ernährung diskreditieren soll, sondern lediglich darauf hinweisen, dass die Realität in ihren Nuancen komplexer ist, als es Clickbait-Artikel darstellen.

Die Fragen, die sich hieraus ergeben, führen uns weit weg davon, wie wir uns ernähren sollten, nämlich zu größeren und komplexeren Zusammenhängen wie der Problematik, ob unabsichtliches Töten, wie im Falle der Insekten auf dem Feld, ethisch-moralisch weniger verwerflich ist als wissentliches und willentliches Töten, wie es im Fall von Nutztieren geschieht. Oder ob das Töten von in ihrem Bewusstsein uns unähnlicher scheinenden Tieren wie den Insekten mehr Legitimation besitzt als das Töten von Säugetieren, die uns – gefühlt – näherstehen.[142] Inzwischen wird wissenschaftlich sogar kritisch hinterfragt, von welchem Standpunkt aus sich überhaupt sagen lässt, dass das Töten von Tieren »unethisch« sei, weil es der menschlichen Spezies inhärent ist, Tiere töten zu *müssen*, um überleben zu können.[143]

Auf diese Fragen gibt es keine einfachen Antworten und es hängt von vielen individuellen Vorannahmen ab, wie man sie für sich beantwortet – weshalb es auch notwendig ist, von regulativen Allaussagen in diesem Bereich Abstand zu nehmen. Fakt ist, dass sich von einem philosophisch-ethischen Standpunkt sagen lässt, dass keine Tiere zu essen, nicht bedeutet, für das eigene Essen nicht den Tod von Tieren in Kauf zu nehmen.

Auch das zweite Argument der Klimafreundlichkeit einer pflanzenbasierten Ernährungsform hat mehr Facetten, als man sie auf den ersten Blick wahrnimmt – und deutlich mehr, als man sie in der öffentlichen Diskussion darstellen kann. Massentierhaltung, so viel steht unbestritten fest, ist mit einem der größten ökologischen Fußabdrücke verbunden, der vorstellbar ist, wenn es um Nahrungsmittelproduktion geht. Vergleicht man allerdings aktuelle pflanzenbasierte Nahrungsmittelproduktion mit der Weiderindhaltung, fällt auf, dass die scheinbar ökologischere Alternative – die Pflanzen – den größeren Fußabdruck hinterlässt.[144] Eine Studie der *NASA* stellte 2018 überraschend fest, dass für den globalen Anstieg von Methan in der Atmosphäre neben fossilen

139 Zur Diskussion der Zahlen Van Vliet et al. 2020.
140 Leroy et al. 2020.
141 Milburn / Bobier 2022, S. 1; Lamey 2019.
142 Fischer / Lamey 2018 u. Fischer 2021.
143 Allen et al. 2023.
144 Van Vliet et al. 2020.

Brennstoffen vor allem der Anbau von *Reis* verantwortlich ist[145] – Schätzungen gehen davon aus, dass Reis für sechs bis 29 Prozent der globalen Methan-Emissionen und für 2,5 % der Gesamtemissionen verantwortlich ist.[146]

Hinzu kommt, dass all diese Zahlen, die uns irgendwie klarmachen sollen, was in welchem Maße der Umwelt schadet, auf extrem komplexen Berechnungen beruhen, die ihrerseits nicht frei von Fehlern sind. Der häufig zitierte Fakt, dass die Viehhaltung mehr CO_2-Emissionen verursache als der gesamte globale Transportsektor, basiert beispielsweise auf einem Rechenfehler, der fälschlicherweise den gesamten Lebenszyklus eines Tieres mit der *momentanen* CO_2-Emission verglich – ein Fehler, der mittlerweile längst korrigiert wurde.[147]

Und der ökologische Fußabdruck ist immer nur ein Teil der Wahrheit. Denn Lebensmittel haben nicht nur einen Fußabdruck, sondern auch einen Energie- und Nährstoffgehalt. Und wenn der in tierischen Lebensmitteln deutlich höher ist – ein guter Vergleich ist ein Glas Sojamilch mit einem Glas Kuhmilch –, dann führt ein Verzicht auf Ersteres dazu, dass der Konsum und damit die Produktion vom Zweiten steigen muss. Und das verbessert die »Ökobilanz«, wie Malte Rubach das genannt hat, keineswegs.[148] Betrachtet man diesen Aspekt rein quantitativ, lässt sich allein mit Milch, Fisch und Ei die Versorgung mit 84 Makro- und Mikronährstoffen sicherstellen, während selbst mit einer Auswahl von 56 der am häufigsten verzehrten pflanzlichen Lebensmittel nur 65 abgedeckt wären.[149]

Da pflanzliche Lebensmittel kalorienärmer sind, müsste die Produktion von Nahrungsmitteln bei einem hypothetischen Verzicht auf tierische Lebensmittel um rund 40 % erhöht werden, um den globalen Kalorienbedarf zu decken – was das ökologische Problem nicht löst, sondern nur verschiebt.

Auch das ist mitnichten ein Argument gegen pflanzliche Lebensmittel, aber Ernährungsrealität und Teil des komplexen Zusammenhangs, um den es bei der Frage um vegane Ernährung geht.

Schließlich ist auch das für uns relevanteste Kriterium – nämlich die Frage danach, wie »gesund« eine vegane Ernährung ist – keinesfalls so klar, wie es ein Blick in die öffentliche Meinungsdiskussion erscheinen lässt.

Wer das obige Kapitel zur »Bau dein Haus«-Regel aufmerksam gelesen hat, hat Folgendes verstanden:

145 NASA Science Editorial Team: NASA-led study solves a methane puzzle, online unter: https://science.nasa.gov/earth/climate-change/greenhouse-gases/nasa-led-study-solves-a-methane-puzzle/ (6.9.2024).
146 Neue 1993; Kritee et al. 2018.
147 Climate Change 2014 Synthesis Report, online unter: https://epic.awi.de/id/eprint/37530/1/IPCC_AR5_SYR_Final.pdf (6.9.2024).
148 Rubach 2020.
149 Ebd. S. 107f.

Pflanzen wandeln mittels Sonnenlicht Kohlenstoffdioxid in Energie um, die sie dann speichern. Je tiefer in der Erde die Speicher sind, desto stärkehaltiger ist das Produkt, je weiter oben diese Speicher sind, desto zuckerhaltiger – Obstbäume haben ihre Frucht oben hängen, bei Kartoffeln steckt die Knolle in der Erde. Zusätzlich »ernähren« sich die Pflanzen von Spurenelementen und Mineralien, die in der Erde enthalten sind, in der sie wachsen, und bilden so ein Nährstoffprofil aus, das für uns deshalb so wichtig ist, weil es zahlreiche Mikronährstoffe und Ballaststoffe enthält.

Pflanzen sind somit von Natur aus kohlenhydratreich. Selbstverständlich sind sie auch proteinhaltig, weil Protein der zentrale Bestandteil allen organischen Lebens ist. Pflanzen ziehen Mikronährstoffe aus dem Boden und synthetisieren daraus Aminosäuren, also Proteine, die sie dann für zahlreiche vitale Prozesse benötigen.[150] Auch Pflanzen enthalten Fette, oder Lipide, die essenziell für die Zellen und die Zellmembran, aber auch als Energiequelle notwendig sind.[151] Sie entstehen vor allem in Früchten und Samen oder Nüssen spät im Reifungsprozess und werden synthetisiert aus dem Kohlenstoff der in Pflanzen enthaltenen Kohlenhydrate. Pflanzenfette werden vor allem als Öle konsumiert, aber auch in Form der ganzen Frucht bzw. Pflanze, etwa im Falle von Kokosnüssen, Nüssen allgemein oder Avocados.

Das bedeutet, Pflanzen enthalten alle relevanten Makronährstoffe – aber nicht immer in ihrer für uns optimalen Form, zum Beispiel im Fall der Aminosäuren (Proteine), und nicht immer in großer Menge, zum Beispiel im Fall der Fette.

Wie bei jeder Ernährungsform, die bestimmte Lebensmittel ausschließt – in diesem Fall tierische Produkte –, *kann* es daher potenziell gesundheitliche Nachteile geben, weil bestimmte Makro- oder Mikronährstoffe nicht in ausreichender Zahl zugeführt werden. Genau das beobachten Studien, wenn sie auf die Nachteile pflanzlicher Ernährung für die mentale Gesundheit und ihre Auswirkungen auf das Depressionsrisiko hinweisen,[152] die eine Erhöhung des Osteoporoserisikos und eine Verschlechterung der Knochengesundheit allgemein attestieren,[153] die (wie die viel zitierte deutsche *VeChi*-Youth-Studie) Mikronährstoffdefizite bei Heranwachsenden, die sich vegan ernähren, beobachten[154] oder die feststellen, dass vegane Ernährung sich zunehmend an hochverarbeiteten, salz- und zuckerhaltigen Ersatzprodukten orientiert und damit erhebliche Gesundheitsrisiken beinhaltet.[155]

150 Platt / Bassham 1978.
151 Kim 2020.
152 Vgl. Dobersek et al. 2021; Rossa-Roccor et al 2021; Schreiner et al. 2019; Michalak et al. 2012; Lee et al. 2021.
153 Ogilvie et al. 2022; Li et al. 2021.
154 o.A.: VeChi-Youth-Studie im 14. Ernährungsbericht der DGE, online unter: https://www.vechi-youth-studie.de/ergebnisse/ (07.02.24).
155 Haider et al. 2023.

Aber was einerseits als potenzielle Bedrohung für die Gesundheit gesehen werden kann, bietet auf der anderen Seite erhebliche gesundheitliche Vorteile. Weniger gesättigte Fettsäuren als in tierischen Produkten, mehr Ballaststoffe, weniger hochverarbeitete und salz- und zuckerhaltige Lebensmittel, weniger Kalorien in Summe (ca. 600 kcal weniger pro Tag bei veganer Ernährung)[156] sind der Grund, warum eine pflanzenbasierte Ernährung positive Auswirkungen auf die Blutfette, das Risiko kardiovaskulärer Erkrankungen, Diabetes, Übergewicht, die Darmgesundheit und Atherosklerose haben kann.[157]

Diese unterschiedlichsten Beobachtungen und Meldungen sind der Grund, warum Hinweise zu gesunder oder ungesunder Ernährung verwirrend sein können: Lebe ich vielleicht länger, wenn ich künftig auf mein Fleisch verzichte, leide dafür aber an schlimmen Depressionen?

Natürlich nicht, denn wie alle Ernährungsstudien sind auch die über Vor- und Nachteile von pflanzlicher Ernährung immer von zahlreichen Co-Faktoren abhängig, etwa vom Lebensstil, aber vor allem auch von der *Qualität* der Ernährung. Denn egal ob pflanzlich oder omnivor, die gesundheitlichen Auswirkungen jeder Ernährungsform stehen und fallen mit ihrer Qualität: Werden primär unverarbeitete oder hochverarbeitete, natürliche oder industriell hergestellte Lebensmittel verzehrt? Fast alle Arbeiten, die diese Unterscheidung machen, stellen demnach auch fest, dass der ausschlaggebende Faktor nicht primär die pflanzliche oder tierische Herkunft des Produktes ist, sondern die Qualität: möglichst unverarbeitet, möglichst wenig mit Zucker und Salz versetzt, möglichst ballaststoff- und nährstoffreich.[158] Genau die Reichhaltigkeit der Ernährung ist es dann, die die meisten gesundheitlichen Auswirkungen hat, wie 2024 eine große Kohortenstudie für das Mikrobiom nachweisen konnte. Mehr Pflanze in der Ernährung ist demnach entscheidender für ein reiches und gesundes Mikrobiom als die Tatsache, ob Fleisch gegessen wird oder nicht.[159] Selbst die wie ein Damoklesschwert über der veganen Ernährung hängende Warnung des »Nährstoffmangels« relativiert sich, wenn man sich die Nährstoffprofile aller Ernährungsformen im Vergleich ansieht, wie es eine große Metaanalyse aus dem Jahr 2021 getan hat. Nährstoffdefizite, wird dort festgestellt, fänden sich in *allen* Ernährungsformen.[160] Und eine Arbeit der Duke University, die tierische mit pflanzlicher Ernährung verglich, stellte nüchtern fest: »Aus unseren Daten lässt sich nicht bestimmen, ob eine der beiden Quellen gesünder ist.«[161] Während bestimmte Nährstoffe sich ausschließlich in tierischen Produkten finden lassen, gibt es andere, die nur in pflanzlichen Lebensmitteln zu finden sind.[162]

156 Clarys et al. 2014.
157 Kim et al. 2019; Salehin et al. 2023; Döschner et al. 2024.
158 Lee et al. 2021; Walsh et al. 2023; Liang et al. 2022; sowie Zhu et al. 2022.
159 Fackelmann et al. 2024.
160 Neufingerl et al. 2021.
161 Van Vliet et al. 2021.
162 Van Vliet et al. 2021.

Was aber sagt uns all das jetzt für die Praxis? Nun, die Antwort ist einfach: Eine überwiegend pflanzliche Ernährung, die dennoch regelmäßig tierische Produkte – von hoher Qualität – integriert, ist mit hoher Wahrscheinlichkeit das Optimum, wenn man sich die harten Fakten und bloßen Nährstoffprofile ansieht.

Ist es demnach für jede:n Einzelne:n zu jedem Zeitpunkt das Optimum? Sicher nicht. Denn genauso wie Marathontraining oder schwere Kniebeugen nicht in jeder Lebenssituation die beste Trainingsoption sind, ist pflanzliche – oder tierische – Ernährung nicht in jeder Lebenslage die beste oder gesündeste Ernährungsoption.

Entgegen den Schlagzeilen müssen wir uns von der Idee befreien, dass eine bestimmte Form der Ernährung die absolut und unhinterfragbar gesündeste ist, und uns mit dem Gedanken vertraut machen, dass die optimale Ernährung von Individuum zu Individuum und von Lebenssituation zu Lebenssituation differieren kann.

Wenn wir die obigen Erkenntnisse auf Individuen und Lebenssituationen anwenden, wird schnell klar, dass in der Schwangerschaft und Stillzeit eine rein vegane Ernährung vermutlich nicht optimal ist, weil kritische Nährstoffe fehlen könnten,[163] dass im Alter eher davon abzuraten ist, weil die Nährstoffabsorption jetzt ohnehin nicht mehr ideal ist und Mangelernährung ein Problem werden könnte.[164] Zudem ist in Lebensphasen, in denen ein erhöhtes Osteoporose-Risiko besteht, eine rein pflanzliche Ernährung nicht empfehlenswert.[165] Wann immer die Gefahr von Unterernährung besteht, ist aufgrund der geringen Kaloriendichte von ausschließlich veganer Ernährung abzuraten – wann immer jedoch Übergewicht durch Überernährung, ein Phänomen vor allem westlicher Industrieländer und im mittleren Lebensalter, ein Problem ist, gilt genau das Gegenteil: Eine pflanzliche Ernährung hätte dann viele Vorteile. Generell können junge, gesunde Menschen, vor allem Männer, relativ problemlos die vegane Ernährung bevorzugen. Und wer bisher viel Fleisch und tierische Produkte konsumiert hat, profitiert fast immer von einer – zumindest temporären – Umstellung. Umgekehrt sind es häufig jüngere, menstruierende Frauen, die durch eine rein vegane Ernährung etwas zu wenig Kalorien zu sich nehmen und vor allem im Bereich der Eisenversorgung potenziell Probleme bekommen können (nicht müssen).

163 Jüngst haben Forscher:innen aus Großbritannien, Neuseeland und Singapur in einer sehr großen randomisierten Studie an über 1700 schwangeren und stillenden Frauen festgestellt, dass durch den hohen Anteil an pflanzenbasiert essenden Frauen die Mikronährstoffversorgung während der Schwangerschaft in den mangelhaften Bereich abgleitet, und das bei 90 % der Frauen, vor allem bei Folat, aber auch den anderen, den B-Vitaminen und Vitamin D. Gerade die B-Vitamine sind primär in Fisch und Fleisch enthalten, weshalb die Forscher:innen die rein vegane Ernährung als kritisch angesehen haben, wenn es um die Gesundheit von Kind und Mutter geht. Sie plädieren dafür, entweder ein Mindestmaß an tierischen Produkten im Speiseplan zu behalten oder gezielt zu supplementieren, vgl. Godfrey et al. 2023.

164 De Marco Castro et al. 2023; Pinckaers et al. 2024.

165 Menzel et al. 2021; Tong et al. 2020.

Kurz: Veganismus ist weder gesund noch ungesund, aber er kann es sein, je nach Lebenssituation und individuellen Voraussetzungen. Um das Beste aus beiden Welten zu verbinden, arbeite ich gern mit der *70/30-Regel*.

Entweder man bezieht 70 % der täglichen Kalorien aus pflanzlichen Lebensmitteln oder ernährt sich 70 % der Lebenszeit rein pflanzlich, den Rest omnivor. Die 30 % fallen dann primär auf drei Lebensabschnitte: die Kindheit bis in die Pubertät, die Schwangerschaft mit Stillzeit und das Alter.

In all diesen Phasen sind wir auf eine optimale Nährstoffversorgung angewiesen. Im Alter vor allem deshalb, weil unser Körper Nährstoffe weniger gut absorbieren und verwerten kann und eine Auslassdiät daher kontraproduktiv ist, in der Schwangerschaft, weil unsere Ernährung uns selbst und ein weiteres Lebewesen versorgen muss, und im heranwachsenden Alter, weil hier alle relevanten Bauprozesse des Körpers auf höchster Stufe laufen, das Gehirn ständig hinzulernen muss und wir in der ultimativen Entwicklungsphase sind.

Wer sich aus ethischen oder persönlichen Überzeugungen dennoch vegan ernähren möchte, dem oder der empfehle ich eine andere Interpretation der *70/30-Regel*: 70 % der Lebensmittel sollten frische, unverarbeitete pflanzliche Lebensmittel sein, vor allem Hülsenfrüchte, Nüsse, Samen, alle regional erhältlichen Gemüsesorten und Vollkorngetreide, maximal 30 % der Lebensmittel vegane, industriell hochverarbeitete Ersatzprodukte.

Zudem gibt es zwei goldene Regeln für Veganer:innen: 30 % mehr Protein, 30 % mehr Kalorien. Warum? Protein aus Pflanzen wird etwas weniger gut verstoffwechselt und hat ein etwas nachteiligeres Aminosäurenprofil, weshalb man mit etwas mehr davon die Versorgung sicherstellt,[166] und zudem ist die Bioverfügbarkeit einiger Mikronährstoffe bei Pflanzen etwas eingeschränkt,[167] außerdem die Kalorienaufnahme im Schnitt bei veganer Ernährung deutlich geringer,[168] was es angeraten scheinen lässt, etwas mehr zuzuführen als bei einer vergleichbaren Mischkost.

In beiden Interpretationsfällen geht es darum, die Vorteile einer pflanzenbasierten Ernährung bestmöglich auszuspielen: der geringe Verarbeitungsgrad, die Frische der Zubereitung, die regionale Verfügbarkeit der Produkte und die Vielfalt der Lebensmittel.

Denn im Endeffekt sind das die entscheidenden Kriterien für eine ökologisch und gesundheitlich nachhaltige Ernährung der Zukunft: möglichst frisch, möglichst bunt, möglichst unverarbeitet, möglichst selbst zubereitet und möglichst regional – viel entscheidender nämlich, ob ein oder drei Eier pro Woche gegessen werden.

166 Curch et al. 2024; Pinckaers et al. 2024; De Marco Castro et al. 2023; Bartholomae et al. 2023; Döschner et al. 2024.

167 Mayer-Labba et al. 2022; Neufingerl et al. 2021.

168 Forestell et al. 2018; Benatar et al. 2018; Dawczynski et al. 2022; Clarys et al. 2014; Döschner et al. 2024.

Alltagstipp:

Wer sich entscheidet, vegan zu leben, kann einige Basics beachten, um möglichst wenige Defizite zu entwickeln. Aus der Praxis habe ich folgende einfache Liste entwickelt:

- *Kalorienzufuhr gegenüber omnivorer Ernährung etwas erhöhen, etwa um 20–30 %*

- *Proteinzufuhr um ca. 30 % erhöhen*

- *Erbsen und Soja als Proteinquellen bevorzugen, andere empfehlenswerte Proteinquellen sind Buchweizen, Quinoa, Bohnen und Linsen*

- *Wenn vereinbar mit der individuellen Haltung in den drei Perioden Kindheit/Jugend, Schwangerschaft/Stillzeit und im Alter, etwa ab 65, zumindest auf vegetarische Ernährung umstellen*

- *Vitamin B12, Omega-3-Fettsäuren, Eisen, Zink, Magnesium und Calcium als Mikronährstoffe in den Blick nehmen und ggfs. nach ärztlicher Rücksprache supplementieren*

REGELN 23–33:
REGENERATION

Für viele Menschen sind die Herausforderungen, wenn es um die eigene Gesundheit geht, Training und Ernährung. Regeneration? »Entspannen« kann doch jede:r.
Offenbar nicht. Wir leben in einer Gesellschaft mit katastrophalem Energielevel (morgens, halb zehn in Deutschland: das Morgentief nach dem Frühstück und das Warten aufs Mittagessen), erheblichen Schlafstörungen (25 % der Deutschen sind nach neuesten Zahlen betroffen, also jede:r Vierte),[169] chronisch erhöhtem Stresslevel (neun von zehn Arbeitnehmer:innen beschreiben sich als chronisch gestresst), psychischer Unzufriedenheit (25 % der Deutschen bepunkten ihre psychische Zufriedenheit 2023 bei unter 50, was als erster Hinweis auf eine sich entwickelnde Depression gilt)[170] und daraus resultierendem Übergewicht und Krankheit. Jede:r dritte Deutsche war 2024 sogar der Meinung, dass Stress unser größtes nationales Gesundheitsproblem sei – Tendenz steigend.[171]

Wir arbeiten stetig daran, uns zu optimieren, aber seltener daran, zu regenerieren. »Erholung« ist verhaftet zwischen Pauschalreise, Netflix und Nahrungsergänzungsmitteln, die uns besseren Schlaf versprechen. Das zentrale Missverständnis hierbei: Regeneration ist kein Zustand, sondern eine Handlung. Doch fragt man Menschen, ob sie Erholung in ihren Tagesablauf einplanen, sagen 32 %, dass sie es nicht oder quasi nicht tun, zusätzliche 24 % tun es »mehr oder weniger«, was bedeutet, dass 56 % der Menschen der Regeneration in ihrem Alltag keine besondere Bedeutung zuweisen.[172]

Offenbar wird Stress hingenommen, Erholung von vielen zwar erhofft, aber selten erlebt, und wenn sie stattfindet, dann besteht sie in zwei Dritteln der Fälle aus Gesprächen mit Kolleg:innen und/oder einem Essen, in einem Drittel aus der Nutzung des Smartphones und fast nie aus spezifischen Entspannungstechniken.[173]

Genauso wie ich aber etwas für meine Ernährung tun muss, genauso wie ich mich aktiv bewegen muss, ist Regeneration etwas, woran ich arbeiten muss. Regeneration

169 Siehe https://www.planet-wissen.de/gesellschaft/schlaf/schlafstoerungen/index.html (19.3.2024).
170 DKV-Report 2023: Wie gesund lebt Deutschland?, online unter: www.dkv.com/downloads/DKV-Report-2023.pdf (11.2.2025), S. 36.
171 https://de.statista.com/statistik/daten/studie/1537076/umfrage/stress-als-groesstes-nationales-gesundheitsproblem/ (5.2.2025).
172 DKV-Report 2023, S. 37.
173 DKV-Report 2023, S. 40.

heißt wörtlich »Neuentstehung«. Und tatsächlich nutzt der Körper Regenerationsprozesse wie den Schlaf, um Zellen zu erneuern und beschädigte Strukturen zu reparieren. Im Gehirn werden neue synaptische Verbindungen hergestellt, weshalb man auch vom »im Schlaf lernen« spricht.

Regeneration ist jedoch mehr als Schlaf. Es ist im Prinzip jede Tätigkeit, die dazu beiträgt, dass wir auf Stimuli reagieren, sie verarbeiten und prozessieren können. Regeneration ist letztlich die Reaktion auf Stressoren – und damit eine Form, Input zu verarbeiten. Je mehr wir dem System von außen zuführen, desto mehr müssen wir *innerhalb* des Systems verarbeiten. Dadurch, dass diese externen Stimulanzien – ob gewollt oder ungewollt – stetig mehr werden, was allein durch die ständige Erreichbarkeit der Fall ist, steigt unser Bedarf an Verarbeitungsstrategien, also an Dingen in unserem Leben, die uns helfen, den Input zu analysieren, zu katalogisieren und abzulegen.

Damit ist Regeneration also nicht einfach ein Zustand, sondern eben eine Summe von Handlungen, die es uns ermöglichen, die täglichen Erfahrungen abzuheften. Welche das für den oder die Einzelnen sind, mag im Detail variieren, aber immer geht es um eine Form von Stressmanagement und -verarbeitung – und je bessere Strategien wir dafür entwickeln, desto besser geht es uns und desto *regenerierter* gehen wir durch unser Leben.

23. MENSCHLICHE BEZIEHUNGEN – ODER: DIE SOZIALE-AKTIVITÄTS-REGEL

2023 hat die Deutschen Krankenversicherung AG (DKV) zusammen mit der Sporthochschule Köln einen Report mit dem Titel »Wie gesund lebt Deutschland?« erstellt. Schaut man sich die Kategorie »Wohlbefinden und Erholung« an, fällt eine Sache auf: das fast vollständige Fehlen von Familie und Partnerschaft. Offenbar schien niemand der Befragten Ruhe und Erholung im familiären Gefüge gefunden zu haben, was viel aussagt über den Stellenwert menschlicher Beziehungen im Bezug auf die eigene Gesundheit. Es verwundert vor diesem Hintergrund dann auch nicht, dass 66 % der Befragten sich als gestresst oder sehr gestresst beschrieben und das allgemeine Wohlbefinden im Schnitt nur mit 62 von 100 möglichen Punkten angegeben wurde.[174]

Denn bei allem Diskurs um Fitness, Ernährung und Trends tendieren wir dazu, eine Sache zu vergessen: Gesundheit ist mehr als die Summe körperlicher Funktionen. Es ist vielmehr, und vielleicht zuallererst, *Zufriedenheit*.

Robert Waldinger, der Leiter der größten – noch laufenden – Studie zur Frage danach, was uns als Menschen in unserem Leben eigentlich erfüllt, hat wiederholt und

---

174 DKV-Report 2023, S. 34–41.

nachdrücklich darauf hingewiesen, dass es zuerst die sozialen Beziehungen sind, in denen wir leben, die uns einerseits glücklich machen und andererseits gesund halten.[175]

Ja, wir werden und bleiben nicht allein durch soziale Beziehungen gesund, aber wir sind es mit Sicherheit nicht, wenn sie uns fehlen. Unser soziales Gefüge gibt uns Halt, Stärke und Selbstbewusstsein, macht uns resilient und verleiht uns Verantwortung für andere Personen als uns selbst.

Auch wenn das nur am Rande mit *Fitness* zu tun hat, ist es doch die Basis, auf der Fitness sich entwickeln kann. Wann immer wir über *Gesundheit* und *Fitness* sprechen, ist das immer ein schrecklich individuelles, auf uns und unsere Körper, unsere Selbstoptimierung bezogenes ernsthaftes Unterfangen. Selbst sogenannte holistische Ansätze konzentrieren sich auf Aspekte der Körperlichkeit – obgleich der entscheidendste Faktor für ein gesundes Leben doch *menschliche Beziehungen* zu sein scheint.

In einer großen Metaanalyse über 148 Studien mit insgesamt rund 308.000 Teilnehmenden haben Psycholog:innen aus den USA bereits 2010 festgestellt, dass das Sozialgefüge eine vergleichbare oder sogar größere Bedeutung für die Sterblichkeit hat als Übergewicht, Inaktivität oder Zivilisationskrankheiten wie Diabetes.[176] 2016 unternahmen Forschende den Versuch, anhand von vier verschiedenen Datensätzen aus größeren Kohortenstudien der USA herauszufinden, warum ein funktionierendes Sozialgefüge die Sterblichkeit so positiv beeinflusst, und stellten fest, dass es vor allem zur Selbstregulation beiträgt, sozial gefestigt zu sein.[177] Das bedeutet, man begegnet Problemen weniger mit potenziell gesundheitsschädlichen Verhaltensweisen, sondern bespricht sie und löst sie auf anderen Ebenen, im Austausch. Diese verbesserten Problemlösungsstrategien spiegeln sich dann auf physiologischer Ebene in verbesserten Biomarkern wider: besserer Blutdruck, weniger Entzündungsreaktionen im Körper, weniger Übergewicht. Konkret erhöht Einsamkeit das Entzündungsgeschehen im Körper genauso sehr wie physische Inaktivität, und das Risiko, an Bluthochdruck zu erkranken, ist durch soziale Isolation genauso hoch wie durch Diabetes.

Die Größe des Effekts funktionierender und erfüllender sozialer Beziehungen vergleichen die Forschenden damit, mit dem Rauchen aufzuhören – womit feststeht: Menschliche Beziehungen sind relevant nicht nur für das psychische, sondern genauso für das körperliche Wohlbefinden.

Belegt hat das 2005 auch eine faszinierende Studie aus Dänemark, die an Zwillingspaaren durchgeführt wurde, die 75 und älter waren. Diese Zwillinge wurden über mehrere Jahre hinweg wissenschaftlich begleitet und es wurde untersucht, inwiefern sich die Lebenserwartung voneinander unterschied und was der entscheidendste Faktor dafür war, dass bestimmte Zwillinge früher verstarben als andere. Es war weder die Er-

175 Waldinger 2023.
176 Holt-Lunstad et al. 2010.
177 Yang et al. 2016.

nährung noch die spezifische Form der Bewegung (wenn auch das Vorliegen von Bewegung im Gegensatz zum Fehlen von Bewegung immer für einen späteren Tod sorgte), sondern die Tatsache, ob jemand ein funktionierendes soziales Netz und/oder eine:n Partner:in hatte. Kurz: Der wichtigste Faktor für gesundes Altern war hier soziale Interaktion.[178]

Das Leben des Einzelnen findet jedoch häufig abseits solcher Überlegungen statt: der Beruf als Überlebensnotwendigkeit oder sinnstiftendes Element, die Familie als Ort, an dem organisiert werden muss und Erwartungen erfüllt werden müssen, fehlende oder vorwurfsbehaftete Kommunikation und Freundschaften, die mehr und mehr im Digitalen stattfinden. All das ist nicht die Form positiver sozialer Beziehungen, die wir brauchen.

Genau aus diesem Grund sollte jede Intervention zu einem gesünderen Leben an exakt diesem Punkt starten: Befinde ich mich in einem Umfeld, das mir guttut, mir Kraft gibt, mich zufrieden macht – das mich also mit Energie erfüllt und mich erholt fühlen lässt? Das ist der erste Punkt, um den wir uns kümmern sollten, wenn es uns darum geht, *fit* zu sein oder zu werden. Fitness beginnt nicht im Studio, sondern in unserem Alltag.

Die Evaluation, die ich gern vornehme, ist relativ leicht: Ich frage meine Kund:innen direkt, an wie vielen Tagen im letzten Monat sie einen *verabredeten sozialen Kontakt außerhalb des beruflichen Umfeldes* hatten. Ich möchte grundsätzlich eine Zahl größer oder gleich acht. Wichtig ist hier der Begriff »verabredet« – denn auch Paare haben natürlich täglich sozialen Kontakt miteinander, der aber häufig im Alltag untergeht. Konkret möchte ich *Verabredungen,* die nicht beruflicher Natur sind. Dazu zählen gemeinsame Abendessen oder Ausflüge mit dem oder der Partner:in, Unternehmungen mit den Kindern, Treffen mit Freund:innen oder Arbeitskolleg:innen.

Häufig lässt sich gerade bei viel beschäftigten Personen beobachten, dass die sozialen Beziehungen hinter der Arbeit zurücktreten, und zwar so weit, dass der *einzige soziale Kontakt* im Arbeitsumfeld stattfindet und die Partnerschaft, wenn sie existiert, nebenbei mitläuft. Wenn in ein solches Umfeld noch mehrstündige Trainingseinheiten oder Reduktionsdiäten gepackt werden, ist das selten zielführend, weil eine Form von körperlicher Anstrengung eine Leere ersetzen muss, die aus der Beziehungsarmut resultiert. Ich weigere mich in solchen Fällen, eine radikale Ernährungsumstellung vorzuschlagen oder jemanden davon zu überzeugen, an vier bis fünf Tagen in der Woche eine Triathlon-Vorbereitung zu starten.

Der erste Schritt wäre nämlich hier, nicht sinnlos eine Trainings- und Ernährungsintervention nach Lehrbuch in ein ohnehin schon überladenes Leben einzuführen oder gar blutleere YouTube-Workouts vor dem heimischen Rechner vorzuschlagen, sondern eher den sozialen Aspekt von Sport und gesunder Ernährung hervorzuheben.

---

178 Rasulo et al. 2005.

Denn in unserem Kern sind wir eben soziale Wesen, die Gemeinschaft brauchen, Interaktion und Netzwerke – wir sind und sollten sein: eingewoben in Beziehungen. Interessanterweise kommt auch das Wort »fit« etymologisch vom Altnordischen *fitja*, was nichts anderes bedeutet als »zusammenknüpfen«. Schon in seiner Wortherkunft zielt *fit* also auf einen (wahrhaft) holistischen Ansatz ab, der beginnen muss mit unserer Verwobenheit in soziale Beziehungen.

Die Lösung ist daher immer, uns selbst ein Umfeld zu schaffen, in dem wir soziale Wesen sein können und somit eine sinnhafte Existenz außerhalb von Beruf und Bildschirmen haben – was uns in zweiter Instanz dabei helfen wird, auch auf anderer Ebene Verantwortung für uns selbst zu übernehmen. Denn unsere Fitness – als Gefühl von Zufriedenheit, Wohlsein und Energie – hängt in diesem Sinne maßgeblich von den Menschen ab, mit denen wir uns umgeben, die unsere Familie und Freunde sind. Kein Bauch-weg-Gürtel, kein Nahrungsergänzungsmittel und kein Trend-Workout kommt in seiner gesamtgesundheitlichen Wirkung an ein solches funktionierendes Sozialgefüge heran.

> *Alltagstipp:*
>
> *Verbinde körperliche Aktivität mit sozialer Interaktion – blendend eignen sich dafür gemeinsame sportliche Aktivitäten mit dem/der Partner:in, Wanderausflüge mit Freund:innen, Fahrradtouren oder den Bewegungsdrang von Kindern mit eigener Aktivität verbinden und gemeinsam toben gehen. Die Verbindung von Interaktion mit Aktivität hat nämlich einen entscheidenden Vorteil: Wir können die Interaktion nicht ins Digitale verlegen.*

24. REGENERATIVER MINIMALISMUS – DIE WENIGER-IST-MEHR-REGEL

Was wir an sozialen Beziehungen häufig zu wenig haben, haben wir an Möglichkeiten der Ablenkung zu viel.

In Erstgesprächen stelle ich in aller Regel drei Fragen: nach der Bewegung, nach der Ernährung – und nach Regeneration. Ich frage ganz direkt: »Wie regenerierst du?«

Andreas, damals ein neuer Kunde, schaut mich mit großen Augen an.

»Meinst du Blackroll?«, fragt er.

»Unter anderem«, sage ich, »aber eigentlich: Was hilft dir, runterzufahren? Womit schaltest du ab vom Stress?«

Er lacht: »Einen trinken gehen mit den Jungs«, sagt er. Odie öffnet ein Auge.

»Oder«, fügt Andreas etwas ernster hinzu, »halt mit meiner Freundin sonntags abends mal eine Serie durchgucken. So was halt.«

Odie öffnet das zweite Auge und gähnt. So richtig weiß Andreas nicht, wie er sich erholt und wie er regenerieren kann. Damit ist er kein Einzelfall.

Im Kern verstehen die weitaus meisten Menschen unter Regeneration heute nämlich eine Kaskade von unterschiedlichsten Gimmicks, die irgendwie in den Tag gepackt werden: Massagepistolen, Keto- oder sonstige Auslassdiäten, Hormon-Hacks, Nahrungsergänzungsmittel, Eisbäder und Infrarotsaunen, den Yoga-Kurs morgens um 6, Netflix, im Internet surfen oder, in wenigen Einzelfällen, schlafen.

Ausgeruhter fühlt sich am Ende eines solchen »regenerativen« Tages niemand.

Treten wir einen Schritt zurück und überlegen, wovon wir regenerieren wollen oder müssen, treffen wir wieder jenes Phänomen, das wir *Stress* nennen, ein bis zum Exzess benutztes, aber selten definiertes Wort. Wenn wir es verwenden, wollen wir damit immer auf ein *Zuviel* hindeuten, denn Stress ist in der Regel ein Zustand, bei dem es ein *Zuviel* von allem gibt: zu viele Termine, Gespräche, Eindrücke, Projekte, zu viele, die etwas von einem wollen, zu viel, was es zu tun gibt.

Die Reaktion darauf ist häufig etwas paradox: Um mit dem Stress besser zurechtzukommen, will man sich ablenken und *fügt etwas anderes hinzu* – beispielsweise zwei Stunden vor Netflix oder das vermeintliche entspannte Scrollen durch Instagram. Ja, selbst unsere *Frei*zeit ist inzwischen so vollgestopft mit Dingen, dass *FOMO (Fear of Missing Out)* von einer Abkürzung zu einem feststehenden Begriff geworden ist.[179]

Auf einen Zustand völliger Übersättigung durch äußere Einflüsse antworten wir paradoxerweise mit einer weiteren Steigerung ebendieser Reize – ein fast schon irrationales Verhalten, das aber mehr und mehr unser *Modus Operandi* und vielleicht ein bisschen der kapitalistische Kurzschluss ist, den wir kaum hintergehen können: Wenn wir zu wenig von etwas haben, dann konsumieren wir, um eben mehr zu haben. Es ist die Lösung, die uns angeboten wird – aber nicht funktioniert. Es gibt kaum ein Instagram-Reel, das sagt: Nach zehn Stunden hinter dem Schreibtisch sitzend, auf Bildschirme starrend und dich in stundenlangen Meetings mit zweiundzwanzig unterschiedlichen Meinungen auseinandersetzend wäre es jetzt an der Zeit, einfach mal *nicht* auf den nächsten Bildschirm zu starren. Wir reagieren auf Stress mit Stressoren.

Stress ist keinesfalls immer schlecht – im Gegenteil, das richtige Maß kann erhebliche positive und gesundheitsfördernde Effekte haben.[180] Allerdings muss jeder Stressor regeneriert werden. Wenn unser Alltag voller Stressoren ist und wir emotional darauf reagieren, indem wir weitere Stressoren hinzufügen, benötigen wir mehr Zeit für

---

179 Elhai et al. 2021; Elhai et al. 2020; Elhai et al. 2019.
180 Vgl. Ristow et. al. 2014.

die Regeneration. Die nehmen wir uns aber häufig nicht, weil wir längst verlernt haben, was Regeneration eigentlich bedeutet – und müssen es demnach neu lernen.

Alice hat Gewichtsprobleme. Sagt sie. Nicht immer, aber manchmal. Alle paar Monate merkt sie das. Dann wiegt sie meistens knapp drei Kilo mehr als in sonstigen Phasen und es passiert sehr häufig dasselbe: Sie achtet darauf, nicht mehr allzu viel Alkohol zu trinken, wenn sie abends weggeht, und verzichtet auf den Nachtisch. Im Alltag baut sie etwas mehr Bewegung ein und taucht häufiger im Monat bei mir auf, um kurze Trainingseinheiten zu absolvieren. Bis sie sich wieder wohlfühlt und ihr Gewicht vergisst.

Letztes Jahr gab es einen Zeitpunkt, an dem aus den drei Kilo mehr sogar sieben geworden waren. Und Alice konnte nicht ihr ursprüngliches Programm abspulen, denn sie hatte Freund:innen versprochen, mit ihnen nach Madeira zu fliegen. Die Gruppe hatte all inclusive gebucht, mit allen Annehmlichkeiten. Alice war außer sich, weil sie zum ersten Mal seit einigen Wochen wieder bei mir war, auf der Waage stand und entsetzt feststellte, dass sie fernab von ihrem Wohlfühlgewicht war. Und der Flieger sollte übermorgen starten. Etwas panisch fragte sie nach Rat – Odie und ich zuckten mit den Schultern. Urlaub genießen? Und alles weitere später? Sie hatte mehr erwartet – aber da selbst die *Warrior Diet* mehr als 24 Stunden braucht, um zu wirken,[181] beschloss sie, das Kind nicht mit dem Bade auszuschütten, sondern sich vielmehr selbst in die Fluten zu stürzen und den Badeurlaub zu genießen.

Sie tat es. Sie aß sich satt, ohne zu überfressen, sie trank, war etwas auf der Insel unterwegs und genoss die Sonne und das angenehm temperierte Wasser. Und sie schlief, besser als in ihrer Innenstadtwohnung, mehr als an Arbeitstagen, tiefer als nach alkoholgeschwängerten Abenden im In-Restaurant der Stadt. Als sie zurückkam, wollte sie ihr »Problem« angehen. Sie hatte fünf Kilo weniger.

Jede:r Coach:in kennt eine oder mehrere ähnliche Geschichten von Kund:innen. Man wird sich schwertun, eine Studie zu finden, die den Wirkmechanismus dieser Phänomene erklärt, aber es gibt zumindest eine spanische Arbeit aus dem Jahr 2013, die eine ähnliche Besonderheit bei 258 Proband:innen festgestellt hat: Dauerten Ferien oder Urlaube zwischen fünf und 13 Tagen, nahmen die Menschen ab (bei längeren Urlauben dann freilich langsam zu) – nur erklären konnten auch die Forscher:innen das Phänomen nicht.[182]

Offenbar müssen wir manchmal unhinterfragt hinnehmen, dass Entschleunigung tatsächlich funktioniert. Regeneration und *Abschalten* ist vielleicht das wichtigste Tool, das wir haben. Die weitaus meisten Menschen profitieren mehr von viel Schlaf, gutem Essen und einer allgemeinen Sorglosigkeit als von der dritten YouTube-Workout-Einheit

181 Die *Warrior Diet* ist eine Extremform des intermittierenden Fastens, bei der man 20 Stunden fastet und Essensfenster von vier Stunden hat. Sie geht zurück auf den israelischen Ex-Soldaten, Künstler und Autor Ori Hofmekler, siehe Hofmekler 2009.

182 García et al. 2013.

die Woche. Ja, das muss man sich leisten können, weshalb es auch nicht verwunderlich ist, dass mit dem Einkommen die Schlafqualität steigt,[183] allerdings scheint es ein schichtenübergreifender Zug zu sein, dass Regeneration inzwischen *auch noch* zu einem Markt geworden ist und *erkauft* werden muss.

Wenn ich in Beratungsgesprächen die Frage stelle, wann jemand das letzte Mal außerhalb der Stadt in der Natur war, wird häufig der letzte Sommer genannt. Wenn ich frage, wann jemand das letzte Mal mehr als zwei Seiten in einem Buch gelesen hat, wird verlegen gelacht und gesagt, im letzten Urlaub. Wenn ich jedoch frage, ob schon einmal jemand eine Entspannungs- oder Digital-Detox-App benutzt hat, ist die Antwort fast immer »ja, kürzlich (und sie hat nicht funktioniert)«.

Unsere Fähigkeit zu regenerieren im Sinne von »Abschalten von externen Einflüssen« ist konstant schlechter geworden, was auch eine Marketing-Welle von Self-Care-Produkten und Angeboten nicht besser gemacht hat (eher schlechter: Seit der Pandemie ist der Markt für Regenerationsprodukte konstant größer geworden, das gefühlte Stresslevel aber deutlich höher).[184] Gleichzeitig verstecken wir uns hinter Verpflichtungen, um nicht mit uns allein sein zu müssen. Und schalten dann ab, wenn wir uns an der Schmerzgrenze wahrnehmen, weil wir uns davor nicht spüren.

Die wichtigste und fundamentalste Regel, die ich daher für mehr Regeneration habe, ist die *Weniger-ist-mehr-Regel.*

Weniger Gadgets, technische Spielereien und Wellness-Apps, mehr Wasser trinken, täglich bewegen, in Form von *gehen*, und weniger sitzen. Das eigene Essen aus möglichst frischen Zutaten zubereiten und somit die Nährstoffzufuhr optimieren. Mehr schlafen.

Regenerativer Minimalismus – erholsam im besten Wortsinne.

Alltagstipp:

Ich empfehle generell, wenn das Stresslevel hoch oder sehr hoch ist (siehe folgendes Kapitel), täglich eine Zeit von zumindest 15 Minuten im eigenen Kalender zu blocken. Wofür? Für nichts Bestimmtes. Das bedeutet, ich ermuntere Kund:innen dazu, sich 15 Minuten pro Tag bewusst zu nehmen, in denen nichts gemacht werden muss, ja, nichts gemacht werden sollte. Wer sich darauf eingelassen hat, nimmt dieses Zeitfenster gern am Morgen oder am Abend in Anspruch und sitzt – ohne sonstige Ablenkung – mit Kaffee oder Tee auf der Couch und tut: nichts.

183 Gordon et al. 2022; Chaput et al. 2019.
184 WHO 2022: World Mental Health Report.

25. STRESS – ODER: DIE »DIENSTAG, 16 UHR«-REGEL

Auch wenn wir nicht genau wissen, *wie* wir abschalten können, ist es dennoch hilfreich zu wissen, ob und wann wir abschalten *sollten*. Ich habe zu diesem Zweck vor vielen Jahren ein sehr einfaches Assessment entwickelt, das ich nach wie vor gern nutze.

Dienstag, 16 Uhr, in Deutschland: die denkbar schlechteste Zeit der Woche. Das Wochenende ist bereits weit genug weg, dass man die schönen Aktivitäten nur mehr als verschwommene Erinnerung im Hinterkopf hat, das kommende noch zu weit weg, um sich bereits darauf freuen zu können; der Feierabend wird, weil ja erst Wochenende war, in der Regel kaum soziale Aktivitäten mit sich bringen, braucht man die Energie doch für drei weitere Tage – kurz: Dienstags um 16 Uhr haben die meisten Menschen in unseren Breitengraden hinsichtlich ihres allgemeinen Stresslevels einen Punkt erreicht, den man als recht hoch bezeichnen kann, weil sie nahezu vollständig im Arbeitskontext involviert sind und wenig bis kein Raum für Freizeitaktivitäten bleibt.

Die interessante Frage ist allerdings nicht so sehr, ob es *viel* oder *wenig* Stress gibt, was ohnehin subjektiv ist, sondern wie man mit Stress *umgehen* kann.

Die im vorigen Kapitel angesprochenen Gimmicks und findige Marketer:innen suggerieren uns gerne, dass man dieses oder jenes Produkt kaufen, Routine X oder Y umsetzen oder – im besten Fall – einfach nur der Anleitung in dieser App folgen müsse und der Stress sei plötzlich *weg*. Wie wir oben gesehen haben, ist das allerdings eine völlig missverstandene Deutung des Phänomens Stress – denn physiologisch ist Stress ja einfach eine Summe von Reizen. Ein Zustand, in dem wir keinen Stress im eigentlichen Sinne haben, ist der Schlaf, weil wir hier keine externen Reize mehr wahrnehmen (oder besser: kaum).

Ein Leben *ohne* Stress wäre also ziemlich passiv. Worum es also eigentlich geht, ist das *Management* der unterschiedlichen Stressoren und der bewusste Umgang damit. Natürlich können Apps und Coachings hier helfen, wenn sie gut gemacht sind und primär darauf aufbauen, Stressmanagement zu vermitteln. Was allerdings unseriös ist, ist jegliche »Stress-weg-Formel«, ganz gleich welcher Provenienz.

Wann immer wir uns mit unserem individuellen Stress beschäftigen, müssen wir uns daher verschiedene Fragen stellen:

- Wie tief zehren die Stressoren meines Lebens an mir?
- Wie viel Einfluss haben sie auf meine Regenerationskapazität und meine Resilienz?
- Wie gut kann ich abschalten und mich bewusst offline setzen (also wie gut bin ich in der Lage, reizintensive Zeiten mit reizarmen Zeiten zu puffern)?

In der Regel schlage ich einen sehr einfachen Test vor, um Antworten auf diese Fragen zu erhalten: An einem Dienstag um 16 Uhr (jede andere Zeit der individuellen Woche, zu der die obigen Merkmale zutreffen, ist ebenfalls in Ordnung) sucht man sich einen bequemen Ort, an dem es ruhig ist, schließt die Augen und tut 15 Minuten lang – nichts. Kein Musikhören, kein heimliches Podcast-Lauschen, keine Mails im Kopf formulieren, keine To-do-Listen durchgehen und vor allem nicht einschlafen.

Was wie eine sinnlose Aufgabe erscheint, die wenig Nutzen bereithält, wird, einmal probiert, zum echten Projekt: Erlaube ich mir selbst, 15 Minuten nichts zu tun, in einer Phase der Woche, wo es so viel zu tun gibt? Erlauben mir die um mich herum, 15 Minuten nichts zu tun? Kann ich bewusst unproduktiv sein in einem Zeitfenster, das vollständig auf Produktivität ausgerichtet ist? Der Test läuft der Logik der Woche genauso wie der Logik der Arbeitsethik bewusst entgegen – und genau darin liegt seine Aussagekraft.

In der Regel empfehle ich, den Test nach der *»Dienstag, 16 Uhr«-Regel* zumindest in vier aufeinanderfolgenden Wochen zu machen und dann auszuwerten nach einem einfachen Schema:

Ein *Abbruch* des Tests (die Zeit nicht durchhalten, einschlafen, andere Aktivität beginnen) ist ein klarer Hinweis, dass an der Fähigkeit, mit Stress umzugehen, gearbeitet werden sollte. Die Summe der Stressoren ist zu viel und es lohnt sich, in die Analyse zu gehen. Ist es für mich wirklich zielführend, zusätzlich zu zwei Kindern und einem Vollzeitjob noch eine Triathlon-Vorbereitung zu starten? Sollte ich in einer Phase, wo ich offenbar keinerlei Regenerationskapazitäten habe, die Entscheidung treffen, eine Diät zu machen und mich damit weiterer Ressourcen zu berauben? Muss ich noch ein Projekt annehmen, wo ich doch offenbar mit der jetzigen Auslastung bereits am Limit bin?

Extreme *Schwierigkeiten mit dem Durchhalten* (Gedankenkreisen, Nervosität) deuten darauf hin, dass Stressmanagement zumindest ein zentrales Thema sein sollte, wenn Wohlbefinden und Gesundheit ein wünschenswerter Zustand sind. Das bedeutet nicht zwangsläufig, Stressoren zu streichen, aber zumindest für ein besseres Gleichgewicht zu sorgen.

Im Umkehrschluss kann der Test aber auch zeigen, dass es schlichtweg *zu wenig* Stressoren im eigenen Leben gibt: Wer bei der Bekanntgabe des Tests fragt, was der eigentliche Test sei, und den Fernseher leiser macht, während er sich mühsam von der Couch aufrichtet, könnte vermutlich durchaus etwas mehr Reizinput vertragen.

In vielen Fällen erfolgt die Auswertung des Tests ohnehin weit früher – nämlich ohne ihn überhaupt zu machen. Mein Kunde Andreas schaute mich völlig ungläubig an, als ich ihm sagte, was er zu tun habe. Er erklärte mir, dass das kaum möglich sei, er es aber versuchen würde. Diesen Satz sagte er auch beim zweiten und dritten Mal, als ich ihm den Test vorschlug. Zum eigentlichen Test kam es nie. Womit ich wusste, was ich zu wissen brauchte – und Odie sich bestätigt fühlte in seinem aus Erfahrung gewonnenen Wissen: Irgendwas machen die Zweibeiner falsch.

Er grunzte genüsslich und drehte sich auf den Rücken, um sein dreistündiges Mittagsschläfchen zu genießen. Es war Dienstag, 15 Uhr – und ihm völlig egal.

> *Alltagstipp:*
>
> *Wer meint, keine 15 Minuten Zeit im Alltag zu finden, kann den Test auch einfacher angehen. An einem beliebigen Arbeitsmorgen der Woche nimmt man sich vor, irgendwann im Verlauf des Tages nur 5 Minuten den Stresstest zu machen, sitzend, mit geschlossenen Augen, ohne Ablenkung. Man hängt sich eine Notiz als Erinnerung an den Kühlschrank. Kommt man abends nach Hause, sieht die Notiz und erinnert sich, dass man es tun wollte, aber nicht getan hat, hat man die Antworten, die man braucht.*

26. BALANCE – ODER: DIE 4:1-REGEL

Wenn ich nun weiß, dass Stressmanagement ein zentrales Thema in meinem Leben ist, stellt sich immer noch die Frage, wie ich konkret vorgehen sollte, um mein Gleichgewicht zu verbessern. Odie scheint das intuitiv verinnerlicht zu haben: An regnerischen Tagen schläft er viel und möchte kaum größere Runden drehen. Ist es trocken und einladend vor der Tür, ist er insgesamt viel aktiver, deutlich wacher und fordernder. Und auf eine gar nicht analytische Art scheint sich das *die Waage* zu halten.

In der chinesischen Philosophie gibt es das wunderbar einfache Konzept von Yin und Yang, das vielfältig gedeutet wurde und wird. Im Kern reduziere ich es gern auf zwei einander ergänzende Polaritäten: die energetisch-aktive und die regenerativ-inaktive Seite.

Im modernen Alltag ist primär die energetisch-aktive Seite vorherrschend. Wir haben immer etwas zu tun, Termine, Projekte, und tragen diesen Stress gern ein klein wenig spazieren, weil er natürlich auch Statussymbol ist, suggeriert er doch Beschäftigt- und somit Wichtig-Sein. Wir hängen an unserer energetisch-aktiven Seite, auch wenn sie uns zeitweise überfordert.

Und wie wir oben gesehen haben, möchten wir uns die Gegenseite gerne einkaufen, quasi ein Yin auf Knopfdruck, Produkt »Seele baumeln« aus dem Katalog für Stress-Detox.

Dieser tiefe Wunsch, die Balance mit 1-Klick-Käufen wiederherzustellen, findet sich aufgehoben in dem wilden, fast schon aggressiv zu nennenden Blick meiner Kundin Sylvie, die mich mit ernsten, starren Augen erbarmungs- wie fassungslos fixiert: Sie soll *was* machen? Atemübungen anstatt Sit-ups? Atmen gegen den leicht gewölbten Bauch, der ihre Optik empfindlich stört? Sie soll sich 10 Minuten *pro Tag* hinsetzen und einfach *atmen*?

Sylvie ist aufrichtig empört ob dieser Frechheit, die ich ihr ins Gesicht geschleudert habe.

Ob ich sie eigentlich ernst nehmen würde, fragt sie mich. Dann zählt sie mir Jobs und Verpflichtungen, die zahlreichen Tanztrainings und Wettkämpfe auf. Wie schwer es ihr fällt, überhaupt einigermaßen ihre rohen Karotten dazwischen essen zu können, wie müde sie abends sei, wie es völlig undenkbar sei, dass sie 10 Minuten *nur atmet*, weil sie dabei ohnehin einschlafen würde.

Sylvie lebt ein energetisch-aktives Leben und wenn der Bauch sich unzufrieden aufplustert, dann werden Sit-ups gemacht oder ein Darm-Detox – so zumindest ihr Verständnis. Ein Selleriesaft am Morgen oder ein sonstiger Ernährungs- oder Nahrungsergänzungstrend für sieben, 14 oder maximal 21 Tage gilt dann als Regeneration für den Darm, als *Reset* und Neustart – um wieder bei Normalnull loslegen zu können. Sylvie ist ganz viel im Yang und wenn es eben von allem zu viel ist, muss ein *Quick Fix* her, der den Schiefstand repariert. Sie will den Stress, der sich jetzt angesammelt hat, loswerden, und was sie tut, gleicht dem Austreiben des Teufels mit dem Beelzebub.

Ihr Stress ist Teil des Yang – er gehört ins Yang, gehört genauso wie sein hormonelles Korrelat Cortisol zu Aktivität und Energie, zu Fokus und Aufmerksamkeit. Ob ein Zuviel an Cortisol tatsächlich zu einer »adrenal fatigue«, einer chronischen Ermüdung der Cortisol produzierenden Nebenniere, führt, wie einige Forscher:innen behaupten,[185] oder ob es sich hier um eine »fake disease« handelt, wie andere meinen,[186] ist unerheblich für die Tatsache, dass Yang auf Stress angewiesen ist. Umgekehrt lässt aber zu viel Stress keinen Raum mehr für das Yin. Eine Dysbalance entsteht.

Das Ziel ist nicht die Elimination der einen Seite, sondern die Wiederherstellung des Gleichgewichts, was ich als Stressmanagement bezeichne.

Stress managen heißt nichts anderes, als ihm etwas gegenüberzustellen, was nicht Stress ist – das kann ein einfacher Spaziergang sein. Das kann bedeuten, ein schönes Gericht zuzubereiten, es kann heißen, den Gartenzaun zu streichen oder einen Samstag in der Hängematte zu liegen. Oder es kann heißen, 10 Minuten am Tag bewusst zu atmen.

All das sind Tätigkeiten des Yin – schon bei der Vorstellung für einige so langweilig, dass sie beim Gedanken daran einschlafen möchten. Und genau darum geht es – eine Balance zu finden zwischen aktiv-energetisch und regenerativ-inaktiv.

Wir alle wissen, was uns Stress bereitet, aber wir haben deutlich weniger Ahnung davon, was uns definitiv *keinen* bereitet.

---

185 Wilson 2001.
186 Gavura 2017.

Häufig wird Sport als Ausgleich genannt und wenn es auch zunächst ein geistiger Ausgleich ist, weil der Kopf dabei abschalten kann, ist es körperlich häufig alles anderes als das. Training und fordernder Sport sind definitiv dem Bereich des Yang zuzuordnen, was sich auch damit belegen lässt, dass dabei das Hormon Cortisol ansteigt. Anders sieht es aus mit eher regenerativen Bewegungsformen wie Yoga, autogenem Training, Tai-Chi oder Ähnlichem, die durchaus de-energetisierend wirken können und damit sehr nützlich sind, wenn es um effizientes Stressmanagement geht. Es ist in diesem Zusammenhang kaum verwunderlich, dass viele hochbeschäftigte Menschen berichten, dass sie es nicht schaffen, sich auf eine Yoga-Stunde im Studio um die Ecke einzulassen – zu langatmig, zu langweilig, sagen sie. Und bestätigen genau damit die dringende Notwendigkeit des Abschaltens.

Grundsätzlich sind auch alle bildschirmorientierten Tätigkeiten eher nicht regenerativ, sondern aktivierend, weshalb ich ein bloßes »Netflix gucken« als Regenerationsstrategie selten akzeptiere.

Unsere Aufgabe muss es also sein, zu all den Aktivitäten, die eindeutig ins Yang gehören, diejenigen zu finden und zu erkennen, die unser Yin stärken. Was immer es ist, wo immer es zu finden ist – ich erwarte von jedem, dass er weiß, wo er sein Yin findet; an welchem Ort, in welcher Tätigkeit, bei welchem Gedanken. Ich möchte, dass wir unser Yin genauso gut kennenlernen wie unser Yang und unsere Regeneratoren genauso gut wie unsere Stressoren.

Wenn ich das weiß, fällt es mir deutlich leichter, mein Yin und Yang in Ausgleich zu bringen – mit der *4:1-Regel* der Balance: Wenn ich 40 Stunden in der Woche arbeite, sollte ich 10 Stunden der aktiven Regeneration widmen; für ein einstündiges, intensives Krafttraining sollte ich 15 Minuten sanftes Beweglichkeitstraining implementieren; für zwei Stunden Netflix 30 Minuten lesen; für vier Snacks zwischen Bahnhof und Bäckerei eine vollwertige, selbst gekochte Mahlzeit; sitze ich zwei Stunden im Auto, sollte ich zumindest 30 Minuten an der frischen Luft spazieren.

Die Liste ließe sich fortführen – im Kern geht es lediglich um eine einfache und messbare Größe für Balance, die umsetzbar und überprüfbar ist. Bis wir in der modernen Welt der andauernden Betriebsamkeit eine Intuition für unsere eigene Ausgeglichenheit entwickelt haben, brauchen wir vermutlich solche Instrumente – und ein Bewusstsein dafür, dass Stress ein Gegengewicht braucht, um Polaritäten harmonisch nebeneinander stehen zu lassen und sie nicht, wie die Kräfte des Lichts und der Dunkelheit, im Chaos aufeinanderprallen zu sehen.

Alltagstipp:

Ich empfehle als Start gern, sich jeden Morgen kurz zu überlegen, welche Tätigkeit oder welcher Moment des aufziehenden Tages einer der Regeneration sein wird. Und wenn spontan keiner einfällt, einen solchen Moment bewusst einzuplanen. (Das ist im Prinzip eine Erweiterung des »leeren Termins« aus dem Kapitel »Regenerativer Minimalismus«.) Welcher Art, ist zunächst völlig gleichgültig, er sollte in der Vorstellung und Umsetzung jedoch zu Entspannung und Wohlbefinden beitragen. Das ist ein guter Anfang, um seine individuellen Regeneratoren kennenzulernen – oder deren Fehlen zu bemerken.

27. LEBENSPLANUNG – ODER: DIE 10-AUF-4-REGEL

Die obigen Regeln umzusetzen, vor allem die der Balance, hat eine entscheidende Konsequenz: Verzicht. Denn wenn ich mir selbst Auszeiten einräume, bedeutet das auch, dass ich weniger Ressourcen für An-Zeiten habe: Regeneration heißt in diesem Sinne auch Selektion. Ich muss lernen, mit jener Angst, nicht überall und immer dabei sein zu können, dem oben bereits angesprochenen *Fear of Missing Out* oder *FOMO*, zu leben.[187] Das bedeutet auch, dass ich eine unhintergehbare Wahrheit im Leben, Beruf und Training anerkennen muss, die der verstorbene kanadische Trainer Charles Poliquin wunderbar pointiert formuliert hat: Wenn du nur einen Hintern hast, kannst du nicht auf zwei Pferden reiten.

Das fällt uns schwer in einer Zeit, die ständige Verfügbarkeit von fast allem nicht nur verlangt, sondern auch bereitstellt. Wir wollen alles und das am liebsten sofort. In meiner Branche ist das am besten ersichtlich in Kund:innen, die gern abnehmen und gleichzeitig Muskeln aufbauen würden, in ihrer Freizeit Tennis spielen und klettern wollen und neben ihrem Beruf eine Weiterbildung durchziehen möchten.

Meine Aufgabe ist es nicht, diese Vorhaben zu bewerten, sondern zu entscheiden, ob es möglich ist, in einem solchen Konstrukt noch eine Vorbereitungsphase auf einen Halbmarathon unterzubringen (ist es nicht, nebenbei bemerkt).

Aus diesem Grund ermutige ich zur Herstellung von Balance nicht nur auf einer täglichen Basis, sondern im Hinblick auf die Planung des Lebens als Ganzes. Als sehr praktikabel hat sich hierfür die *10-auf-4-Regel* erwiesen, mit der ich versuche, Lebensplanung sinnvoll zu strukturieren.

187 Elhai et al. 2021.

AUF EINEM WEISSEN BLATT PAPIER ZEICHNEN WIR VIER KÄSTEN EIN. JEDER KASTEN STEHT FÜR EINEN DER FOLGENDEN LEBENSBEREICHE:

- ☐ Sport/Bewegung
- ☐ Regeneration
- ☐ Beruf
- ☐ Familie/Beziehungen

Mir stehen nun 10 Punkte zur Verfügung, die ich nach Belieben auf die vier Bereiche verteilen kann, und zwar so, wie ich mir die kommenden sechs bis zwölf Monate vorstelle. Mit einer Einschränkung: Regeneration darf nicht weniger als 50 % von Training UND Beruf ausmachen.

Plane ich beispielsweise, im Beruf eine höhere Position zu erreichen, was dazu führt, dass ich mehr und häufiger arbeiten muss, werde ich eine hohe Punktzahl, beispielsweise vier, im Kasten »Beruf« platzieren müssen – wodurch mir automatisch Kapazitäten an anderer Stelle fehlen. Mindestens zwei Punkte sollte ich, wenn ich so viel arbeite, für Regeneration investieren, womit mir vier Punkte übrig bleiben. Eine Halbmarathon-Vorbereitung zwingt mich, an mindestens vier Tagen pro Woche laufen zu gehen, zudem bräuchte ich noch mehr Zeit für die Regeneration, was mein Punktekonto übersteigt.

Ich sehe somit, dass bei meinen aktuellen beruflichen Zielen und der Tatsache, dass ich auch noch Zeit mit meiner Familie verbringen möchte, ein Halbmarathon keine gute Idee ist, zumindest nicht mit ambitionierten Zielen. Kann ich ihn dennoch laufen? Sicher, aber es sollte vermutlich nicht der Halbmarathon sein, bei dem ich meine Bestleistung laufen möchte, komme, was wolle.

Die *10-auf-4-Regel* erlaubt es auf simple Art und Weise, die kommenden Monate zu planen und verschiedene Lebensbereiche zu priorisieren und gegeneinander abzuwägen. Sie hilft dabei, Ansprüche an sich selbst zu erden und Ziele, Pläne oder Ideen hinsichtlich ihres Aufwandes zu evaluieren. Sie ist konkret genug, um realistische Einschätzungen von Aufwand und Ertrag leisten zu können, aber gleichzeitig flexibel genug, um auf unvorhergesehene Entwicklungen zu reagieren. Sie forciert eine Auseinandersetzung mit eigenen Prioritäten und mit Erwartungen von außen und hilft dabei, beides miteinander in Einklang zu bringen.

Auch wenn ich das System primär dafür nutze, um die Machbarkeit von sportlichen oder ernährungstechnischen Zielen im Jahresplan von viel beschäftigten Kund:innen zu prüfen und Erwartungen möglichst effizient zu managen, eignet es sich selbstverständlich auch für andere Zwecke wie die Finanzplanung oder das allgemeine Zeitmanagement.

Im Grundsatz hilft die *10-auf-4-Regel* schlicht dabei, sich darüber klar zu werden, wie die eigenen Ressourcen über die kommenden Monate verteilt werden können und sollten, um somit zielgerichteter und pragmatischer die beruflichen, gesundheitlichen, familiären und individuellen Interessen miteinander verbinden zu können. So lässt sich der Faktor reduzieren, der uns am meisten Regeneration kostet: unser Anspruch an uns selbst.

> *Alltagstipp:*
>
> *Wem die Verteilung von Punkten zu viel Aufwand ist, kann sich auch eine einfache Prioritätenliste für ein halbes oder ganzes Jahr erstellen, die die Bereiche »Beruf«, »Sport/Bewegung«, »Regeneration/Freizeit« und »Familie/Beziehungen« untereinanderstellt und mit den Zahlen 4 bis 1 von »am wichtigsten« zu »am wenigsten wichtig« versieht. Wenn man nun davon ausgeht, dass die beiden obersten Punkte auf der Liste 70 % der Lebenszeit in Anspruch nehmen, hilft das, bei den beiden untersten Punkten der Liste Abstriche in der Erwartungshaltung zu machen und entsprechende Einschränkungen in Kauf zu nehmen.*

28. Schlafen – oder: Die 3-Fragen-Regel

Unser Stressmanagement, die Balance im Alltag und die Lebensplanung kulminieren vor allem an einem Punkt, den man als Nukleus der eigenen Regeneration bezeichnen könnte: im Schlaf.

Wir sind inzwischen weitgehend über die Ansicht, schlafen könne man, wenn man tot sei, hinweg. Auch High Performer wissen heute über die enorme Bedeutung, die ein guter Schlaf für Gesundheit, Wohlbefinden, hormonelle Balance, Gewichtsmanagement, kognitive und körperliche Leistungsfähigkeit hat, und es ist bekannt, dass Schlafprobleme sowohl Symptom wie auch Auslöser für viele andere körperliche Beschwerden sind. Wer schlecht schläft, fühlt sich schlecht, ist energie- und antriebslos und sowohl körperlich wie geistig weniger fit.[188]

Aber es geht noch weiter: Schlechter und zu kurzer Schlaf ist assoziiert mit Übergewicht, Diabetes, Bluthochdruck, Herz-Kreislauf-Erkrankungen, Unfällen im Haushalt und Straßenverkehr, mit neurodegenerativen Erkrankungen wie Alzheimer, mit Depres-

188 Gordon et al. 2022.

sion, Angstzuständen, mit Energielosigkeit und Libidoverlust und nicht zuletzt mit einer geringen körperlichen Stabilität und Balance.[189]

Sieben der 15 führenden Todesursachen sind mit Schlafmangel verbunden. Zu wenig Schlaf schränkt die Beweglichkeit und Kraft gleichermaßen ein und führt dazu, dass wir uns schlechter ernähren.[190]

Guter Schlaf ist demnach Lebensqualität – und einer der entscheidenden Faktoren für körperliche und geistige Leistungsfähigkeit. Gleichzeitig jedoch leiden um die 40 % der Menschen in den Industrienationen unter Schlafproblemen, mit wachsenden Zahlen bei zunehmendem Alter,[191] was verständlich macht, wieso die Optimierung des Schlafs in den letzten Jahren im Zuge der allgemeinen Selbstoptimierung immer weiter fortgeschritten ist. Schlaftracker, Apps, Einschlafroutinen, besondere Matratzen, Nahrungsergänzungsmittel – der Markt ist riesig. Und er boomt. Die Idee der Optimierung des Schlafs erinnert an das Problem, dem wir auch im Kapitel »Regenerativer Minimalismus« begegnet sind: Wenn der Schlaf nicht funktioniert, kauft man sich ein Gadget, damit er wieder funktioniert.

Doch auch unser Schlaf ist, wie die Regeneration insgesamt und wie so vieles, was mit unserem Körper zu tun hat, letztlich eine *Handlung* oder besser: eine Summe von Handlungen.

Den Schlaf zu analysieren, bedeutet daher, die eigenen Lebensumstände und Verhaltensweisen zu hinterfragen und somit eine Art »Mini-Gesundheits-Assessment«[192] anhand des »vital signs«[193] Schlaf durchzuführen.[194]

Die Schlafforscher Jean-Philippe Chaput und Judy Shiau sehen den Schlaf und seine Analyse daher auch als eine Blackbox, in der die Verhaltensweisen des ganzen Tages aufgehoben sind und sichtbar werden.[195] Ein Schlaf-Assessment kann daher der erste Schritt sein, bestimmte Lebensumstände zu analysieren und herauszubekommen, inwiefern sie negative Auswirkungen auf unser Wohlbefinden haben. Dadurch lassen sich Bewegungs- und Ernährungsentscheidungen hinterfragen[196] und das Stressmanagement optimieren.

Den eigenen Schlaf auf eine einfache Art zu analysieren, ist demnach nichts weniger als ein aktives »health care screening«[197] – und guter Schlaf die wichtigste Grundlage dafür, *fit* zu sein.

189 Vgl. zum Komplex Gordon et al. 2022.
190 Starrett 2022, S. 246f.
191 Gordon et al. 2022.
192 Sorscher et al. 2008.
193 Grandner et al. 2015.
194 Chaput et al. 2019.
195 Chaput et al. 2019.
196 Chaput et al. 2019.
197 Chaput et al. 2019; Grandner et al. 2015; Sorscher et al. 2008.

Um einen möglichst einfachen und nachvollziehbaren Ansatz für die Evaluation des eigenen Schlafs zu haben, empfehle ich als ersten Schritt die *3-Fragen-Regel*, die meine Ausgangsdiagnostik für den Bereich Schlaf darstellt:

- Schläfst du problemlos innerhalb von fünf bis zehn Minuten ein?
- Schläfst du durch (definiert als maximal ein bis zwei kurze Wachphasen pro Nacht)?
- Wachst du morgens erholt auf?[198]

Was mich hier interessiert, sind keine Antworten à la »hin und wieder« oder »mal so, mal so«, sondern eine klare Ja-Nein-Aussage darüber, was im Allgemeinen zutrifft.

Wann immer zwei Jas gegenüber einem Nein stehen, ist Schlaf und damit meistens auch Regeneration kein primäres Thema. Überwiegen die Neins, sollten der Schlaf und die Erholung als Ganzes in den Blick genommen werden.

Uns interessieren an dieser Stelle noch keine Details, keine Stunden, keine Zubettgeh-Zeiten, keine Aufwachzeiten, sondern die einfachen Antworten auf die drei obigen Fragen.

Wer schlecht einschläft, kommt nicht zur Ruhe oder lässt sich nicht zur Ruhe kommen – ein klarer Fall von einer Dysbalance zwischen on- und offline, also der Schwierigkeit, abzuschalten. Ein besserer Umgang mit den Stressoren des Alltags wäre in einem solchen Fall sinnvoll.

Wer nicht durchschläft, sollte ebenfalls einen Blick auf das individuelle Stressmanagement werfen, tut aber zusätzlich gut daran, die Ernährung und die tägliche Bewegung zu hinterfragen, weil beides eminent wichtig ist für einen funktionierenden Nachtschlaf.

Wer schließlich gerädert aufwacht, ist gut beraten, das eigene Energiemanagement (siehe folgendes Kapitel) in den Blick zu nehmen.

Das mögen Binsenweisheiten sein – aber es sind genau diese Basics, die häufig vernachlässigt werden, gerade im Bereich Schlaf. Melatonin, besondere Blaulichtfilterbrillen, sonstige Nahrungsergänzungsmittel, Masken, Tees oder Tinkturen sind gängige Lösungsversuche für Schlafprobleme, aber nur sehr selten die Frage danach, *was genau* diese Probleme eigentlich sind – und was sie uns sagen möchten.

Meine Kundin Nathalie hatte über mehrere Jahre extreme Probleme mit ihrem Schlaf, vor allem das Einschlafen und Durchschlafen funktionierten nicht, wie sie es sich wünschte. Als ich mit ihr in die genauere Betrachtung ihrer Abendroutine ging, kam nahezu alles vor, was man jemals in den sozialen Medien gesehen oder in klassischen Medien gelesen hat: Zwei Stunden vor dem Zubettgehen schaltete sie Blaulichtfilter

198 Diese drei Fragen gehen zurück auf den deutschen Trainer Wolfgang Unsoeld, die er an verschiedenen Stellen ausführt.

ein, sie zwang sich zu einer Meditationsroutine 30 Minuten vor dem Einschlafen, stellte ihre Ernährung radikal um, kaufte sich eine spezifische Schlafbrille, hörte »*Non Sleep Deep Rest*«-Audios, trank einen Gute-Nacht-Tee, kaufte eine neue Form der Matratze, die die Temperatur verändert und den Schlaf trackt, legte sich einen speziellen Ring zu, der den Schlaf analysiert, und nahm selbstverständlich verschiedene Nahrungsergänzungsmittel inklusive des Schlafhormons Melatonin. Manchmal schlief sie besser, manchmal immer noch schlecht, auf lange Sicht jedoch veränderte sich nichts. Das Problem lag woanders: Was sie betrachtet hatte, war der Zeitraum unmittelbar vor dem Schlafen. Was sie aber völlig ignorierte, waren die 16 Stunden davor, also ihre Tagesstruktur. Und die war meistens das Gegenteil von Routine: Sie aß sehr unregelmäßig, war unheimlich viel unterwegs, tat sich sehr schwer damit, Einladungen privater und beruflicher Natur auszuschlagen, reiste viel und schlief dementsprechend oft an wechselnden Orten und presste in diesen hektischen Alltag noch Sporteinheiten, die häufig 60 Minuten und länger dauerten. Sobald sie dann zu Hause war, machte sie sich fast panisch an ihre Einschlafroutine(n), um am nächsten Tag fit und ausgeruht zu sein – nach allen Verpflichtungen des Tages kamen dann also ihre Optimierungs-Tools zum Tragen, die zusätzlich Stress auslösten. Nathalies Lösung war dann letztlich die Einführung von mehr Tagesstruktur, die Reduktion des Trainingspensums, regelmäßige Mahlzeiten und die Implementierung von regenerativen Tätigkeiten in den Tagesplan – und die Eliminierung von nahezu allen oben genannten Optimierungsstrategien.

Das mag für jeden Einzelfall anders aussehen, aber fest steht, dass unser Schlaf ein direkter Spiegel unserer Lebensführung ist. Anhand der Blackbox, die uns viel über physische und psychische Prozesse, über genetische Prädisposition, über das soziale Umfeld, mentale Stabilität, Stressmanagement, gegenwärtige körperliche und geistige Belastung sowie unsere Anpassung an den zirkadianen Rhythmus verrät,[199] lernen wir mithilfe der Analyse unserer Antworten auf die drei Fragen zum Schlaf sehr viel über uns. Im besten Wortsinne ist die Auseinandersetzung mit dem eigenen Schlaf nämlich *Kommunikation mit uns selbst*. Und *fit werden* heißt in einem solchen Fall plötzlich nicht, eine bestimmte Strecke in einer bestimmten Zeit laufen zu können oder eine bestimmte Wiederholungszahl in einer bestimmten Zeit absolvieren zu können, sondern es heißt, die Fähigkeit des Körpers zum Abschalten – und Anschalten – in den Fokus zu rücken.

Schlafprobleme, egal welcher Art, deuten immer auf eine nachhaltige Störung des zirkadianen Rhythmus hin, also jener inneren Uhr, die unser Körper zu haben scheint und die zahlreiche hormonelle und metabole Prozesse quasi automatisiert regelt.[200] Ein gestörter Schlaf ist also ein erstes, deutliches Signal, dass wir aus dem Gleichgewicht

199 Gugg 2021, v. a. S. 36–42.
200 Chaput et al. 2023.

sind. Die Lösung kann daher zumindest im ersten Schritt nie sein, auf Melatonin zurückzugreifen oder andere Mittel zu kaufen, um besser schlafen zu können, sondern aktiv daran zu arbeiten, wieder in Balance zu kommen. Erinnern wir uns, wie wir Babys dabei helfen, abends zur Ruhe zu finden: eine feste Routine, sie »herunterkuscheln«, in einer ruhigen, dunklen Umgebung den Tag verarbeiten lassen.

Genau das müssen auch unsere ersten Maßnahmen sein: konsistente Zeiten zum Aufstehen und Einschlafen, eine entspannende (!) Abendroutine einführen, das Führen eines Notizbuchs (zuletzt als »Journaling« populär geworden), um Gedanken aus dem Kopf zu lassen, Meditation, Ruhe, sanfte Musik, Lesen, das Zimmer kühl und dunkel halten, keine Elektronik vor dem Schlafengehen, den Koffeinkonsum am Nachmittag reduzieren[201] – all das sind letztlich keine Zaubermittel, sondern einfach Möglichkeiten, unser System herunterzufahren und unseren zirkadianen Rhythmus ins Gleichgewicht zu bringen.[202] Wir brauchen selbstverständlich nicht alle dieser Maßnahmen umzusetzen, sondern einige wenige, die uns guttun und die uns zur Ruhe kommen lassen.

Viele nichtklinischen Schlafprobleme sind im Kern darauf zurückzuführen, dass wir abends einfach nicht von technologischen Devices loskommen und künstliches Licht uns die Möglichkeit gibt, weit über die natürliche Schlafenszeit hinaus wach zu bleiben. Wir ignorieren damit die innere Uhr[203] und verschieben erneut die Yin-Yang-Balance in die falsche Richtung. Das hat nicht nur, aber auch psychische Auswirkungen – es beeinflusst unsere metabole Gesundheit und unser Gewicht,[204] vor allem jedoch wirkt es sich nachweislich direkt auf unsere Hormone und damit unsere innere Balance aus.[205] Aus der Dysbalance ergeben sich weitere Schwierigkeiten mit der Leistungsfähigkeit, der Stimmung, dem Energielevel und dem Wohlbefinden, was das Thema Schlafen zum Teufelskreis macht und es fast mit einem Zwang belegt – wie am Beispiel von Nathalie klar wurde.

Aus ihm auszubrechen, geht nur, wenn wir externe Einflussfaktoren schrittweise reduzieren und uns Raum geben, zu uns selbst zu kommen.

Wenn Hunde schlafen wollen, trotten sie in die Ecke, wo ihr Körbchen liegt, rollen sich ein, schließen die Augen und versuchen möglichst wenig von der Welt um sie herum mitzubekommen. Wenn man sich hingegen Menschen am Abend anschaut, könnte man meinen, sie wollten 60 Minuten, bevor sie in den Tiefschlaf abgleiten wollen, noch schnell eine komplette Serie durchschauen, alle Mails des Tages beantworten und den Rest der Woche planen. Und man muss keine Schlafforscherin sein, um zu verstehen, dass das nicht funktionieren kann.

---

201 Starrett S. 259–262.
202 Mc Hill et al. 2017.
203 McHill et al. 2017.
204 McHill et al. 2017.
205 Chaput et al. 2023.

Alltagstipp:

Eine Stunde vor dem Schlafengehen allen externen Input eliminieren (sprich das Smartphone zur Seite, den Fernseher aus usw.) und versuchen, das, was an zu verarbeitenden Gedanken noch da ist, zu externalisieren, etwa To-do-Listen für den nächsten Tag schreiben und andere Dinge vorbereiten (Kleidung bereitlegen, Frühstück vorbereiten, Tasche packen usw.), die den Morgen stressfreier gestalten und es damit leichter machen, zur Ruhe zu kommen.

29. Energiemanagement – oder: Die Tageslicht-am-Morgen-Regel

Auf der einen Seite sind wir ständig »on(line)«, finden keine innere Ruhe, auf der anderen stoße ich fast jede Woche auf ein Phänomen, das besonders viele junge Menschen betrifft, die fest im Berufsleben stehen. Obwohl sie eigentlich – jung, gesund und ohne familiäre Verpflichtungen – voller Energie sein sollten, erleben sie oft das Gegenteil: Sie fühlen sich antriebslos und wachen morgens ohne Energie auf.

Wenn ich nach dem Schlaf frage, werden zwei große Probleme genannt: Eines ist das Aufwachen. Zerknittert, zerknautscht, erschlagen, nicht in die Gänge kommend, mit dem Finger auf der Snooze-Taste. Das andere ist Einschlafen. Man liegt abends wach, findet keine Ruhe, scheinbar auch keine Position und es will einfach nicht gelingen einzuschlafen.

Beides hängt, wie wir schon festgestellt haben, mit Energie- und Stressmanagement zusammen: Am Abend kann man nicht herunter- und am Morgen nicht hochfahren.

Sofern es sich in beiden Fällen nicht um eine tiefer liegende psychische Problematik handelt, ist der erste Schritt zur besseren Balance in diesem Fall direkt am Morgen zu unternehmen: ein Morgenspaziergang verbunden mit Tageslicht.

Dahinter steht die Idee von *Regeneration durch Exposition*. Ein gut regeneriertes Nervensystem kann abends schnell herunter- und morgens schnell hochfahren. Ein entscheidender Punkt dafür ist die morgendliche Exposition gegenüber Tages- und vor allem Sonnenlicht. Die Augen für zumindest 10 Minuten der Sonneneinstrahlung auszusetzen, hat eine ganze Reihe von positiven Effekten für den Organismus, die zum Teil medizinische Interventionen hinsichtlich ihrer Effektivität in den Schatten stellen.

Denn Sonnenlicht am Morgen reguliert unser Cortisol-Level, indem es für eine – zu dieser Tageszeit wünschenswerte – Cortisol-Ausschüttung sorgt und die Energie am

Tag erhöht, während es gleichzeitig dazu führt, dass wir abends schläfrig werden.[206] Es verbessert die Stimmung[207] und setzt zudem eine ganze Kaskade an Hormonen und Neurotransmittern in Gang, die ausschlaggebend für die hormonelle Balance sind.[208] Die Auswirkungen vor allem auf die sogenannten Sexualhormone sind so eminent, dass inzwischen sogar vorgeschlagen wurde, das morgendliche Tageslicht-Baden als Intervention bei hormonellen Störungen einzusetzen.[209] Wegen der positiven Effekte auf depressive Verstimmungen und Angststörungen wird darüber nachgedacht, die Methode zur Behandlung von posttraumatischer Belastungsstörung einzusetzen.[210]

Zudem konnte in kleinen Beobachtungsstudien an Studierenden und Büroarbeiter:innen festgestellt werden, dass durch die Sonnenlicht-Exposition die Schlafenszeit nachts um bis zu 37 Minuten netto verlängert, die Schlafeffizienz gesteigert, die Schläfrigkeit tagsüber reduziert wurde sowie die geistige Leistungs- und Entscheidungsfähigkeit enorm profitierte.[211] Die Aufmerksamkeit stieg an und die allgemeine Stimmung während des Tages war besser.[212]

Es verwundert nicht, dass vor dem Hintergrund dieser Informationen bereits in den frühen 2000er-Jahren sogenannte Lichtcafés in Skandinavien eröffnet haben, die mittels Tageslichtlampen während der dunklen Jahreszeit die Stimmung verbessern sollen.[213]

Wie Simon Young, emeritierter Professor für Psychiatrie und Spezialist für Neurochemie, schon 2007 festgestellt hat, kann man davon ausgehen, dass mehr Licht direkt den Neurotransmitter Serotonin erhöht, der seinerseits Stimmung, Appetit und Schlaf reguliert – und dessen Mangel Energielosigkeit, Angstzustände und depressive Verstimmungen verstärken kann.[214]

An sonnigen Tagen reichen bereits fünf bis zehn Minuten am Morgen aus, an bedeckten und regnerischen Tagen sollten es 15 bis 20 Minuten sein. Die direkte Exposition gegenüber dem Licht erdet unseren zirkadianen Rhythmus, reguliert Hunger und Körpertemperatur und sorgt für ein dem natürlichen Tagesverlauf angepasstes Energielevel.

Die Vorteile von Tageslicht treffen auf die Vorteile von täglicher Bewegung, die ich im nächsten Kapitel beschreibe. Zusammengenommen: Bewegung macht uns wach, was

206 Zhengfang et al. 2022. Hierbei handelt es sich allerdings um eine Studie an Mäusen. Parikh et al. 2021 haben aber die hormonelle Kaskade durch Sonnenlicht am Morgen auch am Menschen festgestellt.
207 Zalta et al. 2019; Wang et al. 2020.
208 Skobowiat et al. 2016; Parikh et al. 2021.
209 Parikh et al. 2021.
210 Zalta et al. 2019; Cenkner et al. 2019.
211 Boubekri et al. 2020; He et al. 2022.
212 Zhu et al. 2019.
213 Young 2007, S. 395.
214 Young 2007, S. 395.

unseren natürlichen zirkadianen Rhythmus »anwirft«,[215] unsere Energie erhöht und somit dafür sorgt, dass wir abends besser »herunterfahren« können. Man kann diesen Mechanismus mit dem Zusammenspiel der Hormone erklären, muss es aber nicht tun, um die positiven Auswirkungen in der Praxis zu erleben. Interessanterweise haben Tiere diesen Mechanismus internalisiert. Wenn Odie aufwacht, streckt er sich, schüttelt sich ein paar Mal und geht dann schwanzwedelnd Richtung Tür – er möchte nach draußen. Und dieser Instinkt setzt, ungeachtet der Tatsache, dass er im abgedunkelten Schlafzimmer schläft, immer ungefähr dann ein, wenn es zu dämmern beginnt – also das erste Tageslicht sichtbar wird. Odie ist damit nicht allein: Das Erste, was nahezu jedes Tier morgens macht, ist, nach draußen zu gehen – auch Wohnungskatzen suchen sich zuerst nach dem Aufwachen ein Fenster, wenn sie keine Möglichkeit haben, nach draußen zu gehen. Offenbar braucht der Organismus Tageslicht, und zwar als Erstes am Tag.

Für die meisten Menschen ist es undenkbar, 15 Minuten früher aufzustehen, um einen Spaziergang zu machen, weil das vermeintlich Schlafenszeit kostet. Die Realität sieht häufig anders aus: Wer früher aufsteht, schläft meist mehr. Aus diesem Grund versuche ich, Lösungen zu finden, wie zumindest ein kurzer Spaziergang implementiert werden kann. Auf dem Weg zum Auto noch um den Block laufen? Den ersten Kaffee im Café um die Ecke trinken und dort hinlaufen? Das Kind – laufend! – zur Schule oder zum Kindergarten bringen? Sich einen Odie anschaffen, um einen Grund für den Spaziergang zu haben? Die erste Kaffeepause im Büro auf die Zeit direkt nach dem Sonnenaufgang legen?

Egal, welche Lösung man wählt – sie kostet nichts außer Zeit und etwas Organisation. Was sie bringt, ist unbezahlbar. Man sollte meinen, in einer Welt, die mehr auf Rendite und Return of Invest schielt als auf alles andere, wäre das eine Sprache, die man versteht.

ALLTAGSTIPP:

Am besten ist es, die Tageslicht-am-Morgen-Regel im Frühjahr in die Praxis umzusetzen, nicht im Winter oder Herbst. Wenn das nächste Frühjahr kommt, einfach fünf Minuten früher das Haus verlassen und eine zusätzliche Runde um den Block laufen, wer das braucht, mit etwas Musik oder etwas anderem auf den Ohren, mit einem wachen Auge für den beginnenden Tag. Wer Kinder hat, bringt sie fünf Minuten früher zur Schule oder in den Kindergarten und läuft dann noch ein paar Schritte. Und für wen all das keine Option ist: Sogenannte Tageslichtlampen gibt es inzwischen recht günstig. Ein paar Minuten vor einer solchen Lampe täglich sind ein guter Anfang.

215 Boubekri et al. 2020.

30. BEWEGUNG – ODER: DIE 50.000-SCHRITTE-REGEL

Die zweite Säule unseres Energiehaushalts neben dem Tageslicht ist Bewegung – am besten in Form von Gehen. Denn simples Gehen ist die grundlegende Art menschlicher Fortbewegung.

85 % der Menschen, denen ich in meiner täglichen Praxis begegne, laufen im Wochenschnitt weniger als 5000 Schritte pro Tag. Es gibt viele, die es nicht einmal auf 2000 pro Tag bringen, etwa einmal pro Woche sehe ich auch solche, die auf ihre Uhren schauen und etwas überrascht feststellen, dass sie am ganzen Tag weniger als 1000 Schritte getan haben – was primär damit zusammenhängt, dass sich viele Menschen tagein, tagaus im Homeoffice befinden und ihre Freizeit auf der Couch oder im Restaurant verbringen. Auch eine Arbeitssituation, in der man morgens aus der Tiefgarage mit dem Auto ins Büro und abends von dort zurückfährt, ändert an beiden Variablen grundsätzlich nichts.

Das ist insofern nicht repräsentativ, als ich in der Hauptsache Menschen sehe, die vornehmlich sitzenden Tätigkeiten nachgehen. Aber es lässt eben doch erahnen, wie das Leben der meisten Menschen auch abseits der Arbeit aussieht – vornehmlich eher statisch. Wir erleben beim Gros der Bevölkerung einen eklatanten Mangel an einfacher, grundlegender Bewegung, abseits von sportlichen Aktivitäten. Man »geht« nirgendwohin, wenn man nicht muss – was schade ist, wenn man sich vor Augen führt, was dieses Gehen eigentlich für uns tun kann.

Gehen ist dabei nicht reiner Selbstzweck, wie in der Kulturgeschichte des Flanierens oft behauptet.

Gehen ist auch nicht das Mittel schlechthin, um Körperfett zu verlieren (wenngleich es gut funktioniert).

Gehen ist vor allem nicht das, was man tut, wenn der Bus nicht kommt.

Gehen ist im Grundsatz, wofür der Körper einst designt wurde – aber der Mensch hat sich in seinen Anfängen noch etwa fünf- bis sechsmal so viel bewegt, wie er es heute tut.

Die körperliche Veränderung hat sich weit weniger rasch vollzogen: Unsere Körper sind mit denen unseren Vorfahren aus der Steinzeit immer noch nahezu identisch, mit einigen marginalen Veränderungen.

Konkret sind wir also in den allermeisten Fällen im Besitz eines Sportwagens – und fahren eine Spielstraße mit Schrittgeschwindigkeit auf und ab. Irgendwann wundern wir uns, wieso wir nicht mehr beschleunigen können und warum der zweite Gang klemmt.

Der Grund für diesen frappierenden Bewegungsmangel liegt nicht daran, dass wir alle faul geworden wären, sondern ganz einfach daran, dass es keinerlei externe Gründe gibt, die dafür sorgen, dass wir uns bewegen *müssen*. Unser Essen läuft uns nicht weg. Wir können sogar andere für die Bewegung bezahlen, damit das Essen zu uns kommt.

Ungefähr vier Wochen vor dem Schreiben dieses Kapitels habe ich ein Kunden-Ehepaar zu Hause besucht, nachmittags an einem Werktag um 17 Uhr. Die Tür war noch abgeschlossen, weil sie, im Homeoffice sitzend, den ganzen Tag das Haus noch nicht verlassen hatten. Und es ist nicht so, dass sie es nicht wollten – es *bestand einfach keine Notwendigkeit*.

Wann immer wir etwas nicht tun müssen, damit wir überleben, müssen wir aktiv entscheiden, es zu tun. Und unsere Kapazitäten für aktive Entscheidungen sind begrenzt. Wir haben nur eine begrenzte Menge an Disziplin zur Verfügung, um uns täglich für etwas zu entscheiden, was wir nicht unbedingt tun müssen – und je mehr wir um die Ohren haben, desto weniger Kapazität bleibt uns.

Fest steht: Nichts zwingt uns, uns zu bewegen – wir können uns einfach *nicht* bewegen und um uns herum funktioniert dennoch alles.

Um uns herum – aber nicht in uns.

Denn es gibt sehr wohl Gründe für Bewegung – sie sind *intrinsisch*. Unser Körper *möchte* sich mehr bewegen, jeder gesunde Körper möchte das. Nicht immer, und nicht immer viel, und nicht immer lange – aber jeder gesunde Körper möchte ein Mindestmaß an Bewegung.

Woher wir das wissen?

An der Reaktion, die folgt, wenn wir es nicht tun.

Zahlreiche Studien belegen, dass fehlende Bewegung gesundheitliche Probleme verursachen kann. Die tägliche Bewegung ist der entscheidende Faktor für die Reduktion der sogenannten *All Cause Mortality*, also der allgemeinen Sterblichkeitsrate, wie die Forschung wiederholt nachgewiesen hat.[216]

Ohne dass wir irgendwelche anderen Biomarker oder gar tiefer gehende Diagnostiken hinzunehmen müssen, sagt uns der Grad der täglichen Bewegung sehr viel über den allgemeinen Gesundheitszustand eines Menschen aus. Dabei entsteht häufig der Trugschluss, dass es ausreichend sei, seine 20 bis 30 Minuten Training am Tag einzubauen. Wir wissen, dass die positiven Effekte von Training quasi nivelliert werden, wenn man ansonsten mehr als elf Stunden am Tag nur sitzt – wohingegen Training plus tägliche Bewegung und weniger als sieben Stunden sitzend zu verbringen, die Sterblichkeitsrate um rund 80 % senken kann.[217] Aber schon die Bewegung *allein* reicht aus, um die Wahrscheinlichkeit kardiovaskulärer Erkrankungen, Krebs oder eben der *All-Cause-Mortality* signifikant zu senken, wie 2023 eine große Übersichtsarbeit, die 196 Studien zum Thema ausgewertet hat, nachweisen konnte. 75 Minuten pro Woche moderater,

216 Vgl. Jayedi et al. 2022; Paluch et al. 2022; Sheng et al. 2021; Liu et al. 2022.
217 Vgl. Jayedi et al. 2022; Farrahi et al. 2022.

aerober Bewegung (spazieren) haben großes Potenzial, das Leben zu verlängern und die Zeitspanne bei guter Gesundheit *(health span)* zu erweitern.[218]

Ebenfalls ist in einem der renommiertesten wissenschaftlichen Journalen überhaupt, dem *Lancet*, eine randomisierte Kontrollstudie erschienen, die untersuchte, welche Auswirkungen regelmäßiges Gehen auf unspezifische Rückenschmerzen hat – einem Volksleiden, das Schätzungen zufolge mehr als zwei Drittel aller Menschen irgendwann im Leben ereilt. Über 700 Proband:innen mit kürzlichen Beschwerden im Rücken wurden in zwei Gruppen aufgeteilt, von denen eine ein progressives Geh-Protokoll durchlief. Angefangen mit 80 Minuten Gehen pro Woche, verteilt auf drei Tage, wurde es gesteigert bis auf 150 Minuten verteilt auf fünf Tage. Die Folge? Eine fast 50 % geringere Rückfallquote, über 40 % weniger Einschränkungen in der täglichen Bewegung und 28 % weniger Notwendigkeit, Hilfe wegen der Schmerzen in Anspruch zu nehmen.[219] Für ein teures Medikament wären das sehr gute Statistiken.

Tägliche Bewegung in Form des täglichen Spaziergangs ist deshalb nicht nur eine sehr effektive, aktiv das Leben verlängernde Maßnahme,[220] es ist eine Therapie gegen Übergewicht, gegen Rückenschmerzen, Diabetes, Herz-Kreislauf-Erkrankungen, Osteoporose, Arthrose, Depression, es hilft dem Immunsystem und dem Stoffwechsel, bewegt Hüfte und Becken auf sanfte Art und belastet Gelenke und Knochen, ohne sie zu überlasten, es hilft dem Schlaf und dem Neurotransmitter- und Hormonhaushalt: ein Allheilmittel ohne Zusatzkosten.[221]

Während unsere Vorfahren wohl auf 12.000 bis 17.000 Schritte pro Tag kamen, liegen moderne Gesellschaften zwischen 5.000 (USA), 7.000 (Japan) und 9.000 (Australien) – Zahlen, die allerdings von 2010 stammen und damit wohl als überholt gelten müssen.[222] Wenn ich zu Beginn einer Zusammenarbeit mit Kund:innen nach der täglichen Schrittzahl frage, liegen die Durchschnittswerte bei etwas unter 4.000.[223]

Auch wenn die oft kolportierte Zahl 10.000 nur ein japanischer Marketing-Gag war,[224] liegt die Zahl, auf die wir abzielen sollten, irgendwo zwischen 7.500 und 12.000. Einzelne Metaanalysen schlagen 6.000 bis 8.000 Schritte für über 60-Jährige und 8.000 bis 10.000 für unter 60-Jährige Menschen vor,[225] andere ermitteln bei um 9.000 Schritten Reduktionen von 40 % und 35 % im Hinblick auf Gesamtsterblichkeit und kardiovaskuläre Erkrankungen,[226] wieder andere Studien sprechen von Reduktionen der

218 Garcia et al. 2023.
219 Pocovi et al. 2023.
220 Vgl. Sheng et al. 2021.
221 Vgl. zum Komplex Starrett 2023, 102f.
222 Vgl. Starrett 2023, S. 102.
223 Eigene Datenerhebung, rund 250 Datensätze.
224 Vgl. Starrett 2023, S. 104.
225 Paluch et al. 2022
226 Sheng et al. 2021.

Sterblichkeit um 50 % bei etwa 8.000 Schritten pro Tag, um fast 65 % bei 12.000[227] oder sogar 75 % bei rund 10.000.[228]

Fest steht, dass die tägliche Bewegung an der frischen Luft die kostengünstigste und effizienteste Therapieform ist, die wir gegen nahezu alle Zivilisationskrankheiten haben.

Nichts ist einfacher zu messen als tägliche Schritte, nichts einfacher umzusetzen, als die Tür zu öffnen und zu gehen, nichts lässt sich leichter an nahezu jedem Ort der Welt in (fast) jeder Situation tun.

Wenn das nicht möglich ist, brauchen wir nicht damit anzufangen, Laufpläne zu entwickeln. Wir müssen keine Kalorienrestriktion vornehmen und wir brauchen uns nicht mit komplexen Einschlafroutinen zu beschäftigen.

Der sogenannte Sweet Spot – also der Punkt, wo ein Minimum an zeitlichem Invest auf ein Maximum an gesundheitlichen Benefits trifft – liegt, wenn man sich die Forschung anschaut, bei etwas mehr als 7.000 Schritten pro Tag. Natürlich ist mehr besser, aber die meisten Vorteile hat man schon mit 7.000 Schritten pro Tag. Daraus ergibt sich eine einfache, griffige Regel für die Woche: 50.000 Schritte.

Ganz gleich, was meine Ziele hinsichtlich Training, Körperkomposition, Gesundheit sind – ich muss mich fragen, ob ich es geschafft habe, auf mindestens 50.000 Schritte in der Woche zu kommen.

Das ist ein längerer Spaziergang von etwa 40 Minuten am Tag oder zwei kürzere Spaziergänge von 15 bis 20 Minuten.

Ein oder zwei Spaziergänge, draußen, bei Tageslicht.

Ja, wir alle haben Familie, Kinder, einen Haushalt, wir müssen saugen, einkaufen, Rechnungen bezahlen, Freunde treffen, Autos in die Werkstatt bringen und ganz vieles mehr – die Argumente gegen 40 Minuten tägliche Bewegung sind ebenso zahlreich wie die Gründe dafür.

Es scheint unproblematisch zu sein, täglich mehrere Stunden an elektronischen Endgeräten zu sitzen und bewegte Bilder zu konsumieren, es scheint ebenso unproblematisch zu sein, genauso lange Zeit in Meetingräumen zu verbringen und Worte auszutauschen, es scheint jedoch ein Problem zu sein, 40 Minuten am Tag in Bewegung zu investieren.

Das ist nicht nur schade, es ist kontraintuitiv. Die meisten Menschen verbringen lieber 30 Minuten Zeit damit, im Internet zu recherchieren, ob es ein neues Nahrungsergänzungsmittel gibt, das auf natürliche Weise den Blutdruck reguliert, anstatt spazieren zu gehen. Junge Männer und Frauen setzen sich lieber in Eistonnen, um das Immunsystem zu »boosten«, als bei Minusgraden außerhalb der Stadt auf den Feldern zu spazieren.

227 Ekelund et al. 2020.
228 Liu et al. 2022.

Dabei funktioniert keine Strategie zur Verbesserung von Regeneration, Wohlbefinden und mentaler sowie physischer Balance so zuverlässig und nachhaltig wie der tägliche Spaziergang.

Bevor wir also Trainingspläne entwickeln, uns über Übungen, Sätze, Wiederholungen, über High Intensity, Jumping Fitness, Trampolin-Springen oder Paleo-Diäten unterhalten, bevor wir Pillen und Pulver und teure Vitamin-Infusionen bei Privatärzt:innen kaufen: Schaffen wir es täglich, bewusst vor die Tür zu gehen und bei Tageslicht zu spazieren?

Wenn nein, dann ist das unsere Aufgabe – und tatsächlich ist das etwas, das noch schneller umsetzbar ist als Lieferungen mit Amazon Prime.

> *Alltagstipp:*
>
> *Oft wird vorgeschlagen, den Spaziergang möglichst unbemerkt in den Alltag zu integrieren, zum Beispiel während Meetings um den Block zu laufen oder das Auto eine Straße weiter weg zu parken. Obgleich man das sicher zusätzlich tun kann, bin ich der Überzeugung, dass solche Tricks daran scheitern, dass man sie nach dreimal sein lässt und zum Gewohnten zurückkehrt. Daher ist mein Tipp für den täglichen Spaziergang, ihn zu terminieren und bewusst zu unternehmen. Wie ein Zahnarzt- oder Friseurtermin sollte der Spaziergang zumindest an Wochentagen im Kalender stehen, weil ihm so ein bestimmter Stellenwert und die ihm zustehende Bedeutung zugeschrieben werden.*

31. HERZENSANGELEGENHEIT – ODER: DIE RHR-REGEL

Wenn es im letzten Kapitel um die wöchentlichen Schritte ging, dann wurde quasi implizit vorausgesetzt, dass fast jeder Mensch inzwischen mit einem Tool ausgestattet ist, das Schritte zählen kann. Und so ist es auch: Die meisten Menschen, die sich als gesundheitsbewusst bezeichnen, und quasi alle Sportler:innen laufen mit einer Uhr am Handgelenk herum, die nicht nur die täglichen Schritte zählt, sondern zudem sehr viele unterschiedliche Biomarker und Daten misst – aber genutzt werden diese Daten kaum.

Der Super-Computer am Arm dient dazu, Nachrichten zu lesen oder Telefonanrufe zu tätigen, in Einzelfällen eben auch dazu, die Schrittzahl zu kontrollieren, aber alle weiteren Funktionen werden vom Gros der Nutzer:innen selten bis nie ausgewertet. Bei denen, die das doch tun, werden die diversen Marker auf der Uhr schnell zur (scheinbar) objektiven Aussage darüber, wie es dem eigenen Körper eigentlich geht. Fast jede Uhr bietet nämlich ausreichend Möglichkeiten, die eigene Regeneration zu tracken und damit den eigenen Gesundheitsstatus bestimmen zu können. Und wer keine Uhr trägt oder bei wem sie kaputt ist, der ist plötzlich ganz sprichwörtlich verloren.

In Gesprächen höre ich häufig das Argument, dass all die Werte und Zahlen bloßer Selbstoptimierungswahn seien, was unter Umständen stimmen kann, aber nicht sein muss. Denn vor allem ein Wert, den die Tracker am Handgelenk messen, kann von unschätzbarem Wert für die eigene Gesundheit sein und ich empfehle grundsätzlich, ein Auge darauf zu haben.

Es handelt sich um den Puls in Ruhe, die sogenannte *Ruheherzfrequenz* (im Englischen mit RHR für *Resting Heart Rate* abgekürzt). Sie gibt an, wie oft das Herz in Ruhe schlägt, und trifft damit sehr zuverlässig eine Aussage nicht nur über die Erholung, sondern auch über die Herzgesundheit. Denn wir wissen recht gut, wie oft ein gesundes Herz im Zustand der Ruhe schlagen *sollte*, und wir wissen auch, dass ein gut trainiertes Herz in der Regel deutlich weniger schlagen *muss*, um den Körper mit Sauerstoff zu versorgen. Der russische Sportwissenschaftler Vladimir Issurin hat die RHR daher schon recht früh als eine der einfachsten und praktischsten Methoden zur Leistungsbeobachtung beschrieben,[229] weil sie im Prinzip auch ohne jegliches Tool außer einer simplen Uhr zu messen ist: Morgens nach dem Auf*wachen*, jedoch vor dem Auf*stehen*, fühlt man für 60 Sekunden seinen Puls entweder an der Halsschlagader oder am Handgelenk unterhalb des Daumens und zählt, wie oft das Herz in dieser Zeit geschlagen hat. Moderne Smartwatches messen die Ruheherzfrequenz standardmäßig und nutzen sie als einen Wert zur Bestimmung der Erholung oder Regeneration, wobei die Uhren vor allem größere Abweichungen von Tag zu Tag feststellen und an den Nutzer oder die Nutzerin melden.

Ich empfehle, einen aktuellen Ausgangswert zu bestimmen, wozu sich ein längerer Urlaub wunderbar eignet, weil hier die Regeneration in der Regel am höchsten ist. Nach etwa sieben Tagen in einem erholsamen Urlaub mit viel Schlaf und gutem Essen nimmt man am Morgen des achten Tages die Ruheherzfrequenz wie oben beschrieben und hat damit seine *Baseline*.[230] Ein durchschnittlicher oder »normaler« Wert wird in der Regel zwischen 60 und 80 Schlägen pro Minute angegeben, wobei bei hochklassigen Ausdauersportler:innen Werte unter 40 durchaus realistisch sind.

Mit der Baseline hat man nun eine Aussage über den *Ist*-Zustand. Zurück zu Hause im Alltag, kontrolliert man regelmäßig den aktuellen Wert, notiert die Abweichungen und bekommt einen Eindruck davon, wie sich bestimmte Interventionen oder auch einfach die Alltagsbelastungen ausgewirkt haben. Alles unter sechs Schlägen Abweichung nach oben oder gar eine Bewegung nach unten signalisiert gute Regeneration, zwischen sechs und zehn Schlägen Abweichung nach oben haben wir es mit einer Belas-

229 John / Tsatsouline 2011, S. 406.
230 Froböse 2018, S. 70, schlägt vor, die RHR an drei aufeinanderfolgenden Tagen zu messen und dann den Mittelwert zu bilden.

tung zu tun, die regeneriert werden muss, aber wir bewegen uns noch in einem tolerablen Bereich. Ist die Abweichung zur Baseline höher als zehn, bewegen wir uns in einem Zustand hoher Ermüdung und schlechter Regeneration und sollten dringend die Belastung reduzieren und unsere Erholung priorisieren.

Darüber hinaus allerdings sagt uns die Ruheherzfrequenz noch viel mehr – sie erzählt uns nämlich einiges über unsere allgemeine kardiovaskuläre Gesundheit. Ein gut trainiertes Herz ist schlichtweg »stärker« – es muss seltener schlagen und pumpt dabei trotzdem mehr Blut durch das System. Es ist daher lange bekannt, dass eine über einen längeren Zeitraum stark erhöhte RHR ein sehr guter Indikator für ein erhöhtes Risiko ist, Herzprobleme zu entwickeln.[231] So hat die sogenannte *Framingham Heart Study* festgestellt, dass eine Erhöhung der RHR vom Bereich 66 bis 73 auf 88 oder höher das Risiko eines plötzlichen Herztodes mehr als verdoppelt.[232] Zudem ist eine erhöhte RHR – obschon es einen gewissen genetischen Anteil gibt – direkt verknüpft mit einem ungesunden Lebensstil,[233] d. h. einem zu hohen Alkoholkonsum, Rauchen, Bluthochdruck und anderen potenziellen Erkrankungen wie Blutzuckerproblemen, hohen Blutfetten sowie Übergewicht.[234]

Doch auch eine dauerhaft sehr niedrige RHR, gerade bei Menschen, die wenig oder keinen Ausdauersport treiben, kann auf Probleme mit dem Herzen hinweisen, weshalb es Sinn macht, sie auch nach unten hin im Blick zu behalten.[235]

Kurz: Einer der besten Werte, um eine umfassende Aussage über unsere Erholung und unsere kardiovaskuläre Gesundheit sowie unser Mortalitätsrisiko zu erhalten, sitzt direkt an unserem Handgelenk – die Ruheherzfrequenz. Ist unsere Baseline – wie oben beschrieben – in einem zu hohen Bereich (Ü50 75+, U50 65+), ist *mehr* Bewegung die erste Wahl, vor allem mehr Ausdauertraining, was, wie wir wissen, der beste Weg ist, um seine RHR zu senken.[236] Ist unsere Baseline hingegen grundsätzlich in einem niedrigen Bereich und steigen unsere Kontrollwerte plötzlich an, ist das Gegenteil der Fall: Wir sollten unser Trainingsvolumen reduzieren und die Regeneration in den Fokus rücken.

Ein simpler Test hilft uns damit also, nicht nur unser Training, sondern unsere Bewegung als Ganzes zu steuern. Ob es dafür Hunderte Euro teurer Uhren am Handgelenk bedarf, sollte jede:r für sich entscheiden – aber der Mehrwert, den uns der kleine Parameter Ruheherzfrequenz bietet, ist weit mehr als Selbstoptimierung, sondern tatsächlich: unbezahlbar.

231 Cook et al. 2006.
232 Cook et al. 2006.
233 Singh 2003.
234 Cook et al. 2006.
235 Froböse 2018, S. 70-71.
236 Benetos et al. 2005.

Alltagstipp:

Ich empfehle in der Praxis, die Ruheherzfrequenz einmal pro Woche – immer zur gleichen Zeit am gleichen Tag – zu messen und den abgelesenen Wert zu notieren. So behält man einen guten Überblick über die eigene Entwicklung und kann bei starken Abweichungen reagieren. Meine Erfahrung zeigt, dass auch die meisten Kardiolog:innen dankbar sind, wenn eine solche Aufstellung zu Terminen mitgebracht wird.

32. PREHA STATT REHA – ODER: DIE CHECK-UP-REGEL

So wie die Ruheherzfrequenz ein Parameter ist, den wir gut selbst im Blick behalten können, gibt es zahlreiche mehr, für die das nicht so einfach ist, deren regelmäßige Kontrolle aber absolut sinnvoll und empfehlenswert ist – beim Arzt oder der Ärztin.

In meinem Auto blinkt in regelmäßigen Abständen eine Kontrollleuchte, die mir sagt, wann meine nächste kleine und wann die nächste große Inspektion notwendig ist. Zusätzlich gibt es eine Lampe, die den Ölwechsel ankündigt. »Geldmacherei«, sagen einige, wenn sie davon hören, andere können bezeugen, dass ein rechtzeitiger Ölwechsel und die turnusgemäße Inspektion bares Geld sparen können.

Wenn ich Kund:innen frage, wann ihr letztes kleines und wann das letzte große Blutbild gemacht wurde, sehe ich meist in nachdenkliche Gesichter. »Vor drei Jahren vielleicht?«, antworten sie mir, mehr fragend als wissend. »Ich war ja nicht krank«, sagen sie, weil eine ärztliche Diagnostik in den Köpfen der meisten dann kommt, wenn man *etwas hat*, und nicht, wenn eigentlich *alles in Ordnung* ist.

Auch wenn Deutsche heute statistisch gesehen deutlich häufiger zur Ärztin gehen als noch vor 30 Jahren,[237] heißt das nicht, dass der oder die Durchschnittsdeutsche tatsächlich öfter eine Ärztin aufsuchen würde, denn 50 % der Arztbesuche entfallen auf circa 16 % der Patient:innen.[238] Vorsorgeuntersuchungen werden in der Hauptsache von Frauen in Anspruch genommen, Männer nehmen nur in 40 % der Fälle ihre Möglichkeiten zum Check-up wahr.[239]

Die meisten Menschen gehen zur Ärztin, wenn sie krank sind (und noch nicht einmal dann unbedingt), nicht jedoch, wenn es ihnen gut geht oder der Leidensdruck nicht

237 Anzahl der jährlichen Arztbesuche pro Kopf in Deutschland bis 2022 online unter: https://de.statista.com/statistik/daten/studie/77182/umfrage/deutschland-jaehrliche-arztbesuche-pro-kopf-seit-1991/ (12.2.2025).

238 DrEd.com 2018.

239 Ebd.

hoch genug ist.[240] Und Blutbilder, Screenings oder Diagnostiken? Sind für die meisten eine Ausnahme, aber kein regelmäßiges To-Do auf der Liste – selbst für die, die ambitioniert Sport treiben und auf ihre Ernährung achten. Denn Vorsorgeuntersuchungen sind ungefähr so sexy, wie das Wort klingt – und das passt nicht in eine Industrie wie die Fitnessbranche, die von ewiger Jugend und Schönheit geleitet scheint und deren Protagonist:innen in der Hauptsache junge Menschen zwischen 25 und 35 sind. Nahrungsergänzungsmittel, Eisbäder, Smartwatches und Fitness-Tracker ja, aber eine standardmäßige Routineuntersuchung in einer gewöhnlichen Arztpraxis um die Ecke: eher nein.

Ich habe daher eine einfache Regel entwickelt, die ich grundsätzlich all meinen Kund:innen an die Hand gebe: die Check-up-Regel.

- Einmal pro Jahr Besuch bei der Hausärztin mit Check-up und Blutbild, wenn möglich das große, je nach Kostensensitivität aber auch nur das kleine.
- Einmal pro Jahr Besuch bei der Hautärztin zum Hautkrebsscreening.
- Einmal pro Jahr Besuch bei der Augenärztin zur allgemeinen Kontrolle.
- Einmal pro Jahr Besuch bei der Zahnärztin.
- Alle drei bis maximal sechs Monate Besuch bei der Physiotherapeutin.

Mit diesen einfachen Maßnahmen ist eine ganze Reihe von Bereichen abgedeckt: der Bewegungsapparat, die Haut, die Zähne und die Augen sowie die wichtigsten diagnostischen Parameter. Nicht alles davon zahlt die Kasse, aber den Großteil, zumal ab einem bestimmten Alter.[241]

Die Vorteile einer solchen Praxis für den oder die Einzelne:n liegen auf der Hand, aber auch das Gesundheitssystem profitiert davon, was eine Übersichtsarbeit aus den USA schon 2013 ziemlich eindeutig nachgewiesen hat.[242] Eine bessere Bildung der Patient:innen über regelmäßige Kommunikation und Konsultation mit den niedergelassenen Ärzt:innen entlastet die Krankenhäuser und damit im zweiten Schritt das Gesundheitssystem.

Die Check-up-Regel ist daher genauso wichtig wie die Arbeit an der Mobilität, der Kraft oder der Ausdauer oder das tägliche Zähneputzen und sie hilft uns, etwaige Probleme frühzeitig zu erkennen und gegensteuern zu können. Tatsächlich kostet sie uns nicht viel mehr außer ein bisschen Zeit – und schenkt uns im Optimalfall deutlich mehr davon. Kein schlechter Tausch.

---

240 Ebd.

241 Übersicht über die Kassenleistungen bei verbraucherzentrale.de: Früherkennung: Diese Vorsorgeuntersuchungen stehen Ihnen zu (Stand 15.10.2024), online unter: https://www.verbraucherzentrale.de/wissen/gesundheit-pflege/krankenversicherung/frueherkennung-diese-vorsorgeuntersuchungen-stehen-ihnen-zu-10429 (12.5.2025).

242 Morgan et al. 2013.

Alltagstipp:

Am einfachsten ist es, zu Jahresbeginn die Termine zu vereinbaren und relativ zeitnah abzuarbeiten. Das bringt eine gewisse Routine in die Check-up-Termine und macht es leicht, am Ball zu bleiben. Beim Physiotherapeuten empfehle ich in der Regel, gleich nach einem Termin den nächsten, etwa drei Monate später, zu vereinbaren.

33. OFFLINE – ODER: DIE MEDITATIONSREGEL

Eine Fähigkeit, für die Odie regelmäßig von meinen Kundinnen und Kunden bewundert wird, findet in seinem Sitzsack statt. Odie hat nämlich einen eigenen Sitzsack, der sehr teuer und mal meiner war, nun aber jedenfalls ihm gehört, und jeden Morgen, nach dem Frühstück, hüpft er auf seinen Sitzsack und sinkt dann der Länge nach sanft hinein, nimmt eine Pfote, die er sich unter die Schnauze legt – und liegt. Er liegt einfach. Die Augen sind halb offen, halb geschlossen, wenn jemand kommt, ändert er kurz seine Position und begrüßt, um sich dann sogleich wieder in dieselbe Haltung zu begeben.

Wie nennt man eine solche Haltung? Unter Junggebliebenen heißt es, Odie würde »chillen«, andere nennen es »dösen«, ich nenne es häufig genießen, weil er sehr zufrieden aussieht, aber jedenfalls ist es weder schlafen, noch ist es eine Form des aktiven Wachseins. Ein sehr angenehmer Zwischenzustand, der Odie sehr guttut.

Ich frage meine Kundinnen und Kunden als Reaktion auf den genießenden Odie gern, wann sie das letzte Mal gedöst haben. Oder ob sie regelmäßig dösen. Die Antworten sind ernüchternd: Im besten Fall war es der letzte freie Sonntag, im schlechtesten Fall der letzte Urlaub.

Dösen ist etwas anderes als der in der *»Dienstag, 16 Uhr«-Regel* beschriebene Stresstest – Dösen ist eine Tätigkeit. Dösen ist, sich bewusst dafür zu entscheiden, *offline* zu sein. Ich verstehe *Offline* sowohl im direkten wie auch im übertragenen Wortsinne: Es geht darum, externen Input zu minimieren oder gänzlich auszuschalten und sich für einen begrenzten Zeitraum ganz auf sich zu konzentrieren oder auch gänzlich loszulassen – was, pragmatisch betrachtet, nichts anderes ist als *Meditation.*

Ich führe Meditation gern über den Verweis auf das Dösen ein, weil der Praxis der Meditation durch Gurus, Life-Coaches und Biohacker ein etwas zweifelhafter Ruf vorauseilt und das bloße Dasitzen mit geschlossenen Augen vielen als spiritueller Nonsens erscheint, für den keine Zeit ist.

Dabei ist Meditieren weit mehr als Zeitverschwendung oder Selbstoptimierungszwang. Ich definiere Meditation pragmatisch zunächst einmal als eine *Tätigkeit, bei der sitzend, mit geschlossenen Augen die Atmung bewusst gesteuert wird und eine Form der Introspektion stattfindet, das heißt eine Konzentration auf Gedanken und Gefühle*. Die wichtigen Punkte sind die geschlossenen Augen und die Praxis der Introspektion: Ich bin bei mir – und damit *offline*.

Die meisten Menschen erleben ihren Alltag als eine Abfolge von Momenten, in denen sie nicht bei sich sein können, weshalb für viele Menschen mit stressigem Alltag auch das Joggen eine so gute Möglichkeit zum Abschalten bietet: Sie können eben ganz bei sich sein. Auch beim Laufen holt man sich heute jedoch gern externen Input, um besser durchhalten zu können, seien es Podcasts oder Musik. Was wir daher brauchen, sind Inseln, in denen wir uns tatsächlich einmal ganz auf uns konzentrieren und bei uns sein können – wir müssen manchmal einfach dösen.

Beim Dösen können wir uns dann darauf konzentrieren, bewusst einzuatmen, langsam, über einige Sekunden, drei beispielsweise, dann halten wir die Luft kurz an, für ebenfalls drei Sekunden, atmen langsam aus, für drei Sekunden und atmen dann für drei Sekunden gar nicht – das ist die Praxis der Boxatmung. Das Ganze machen wir drei- bis fünfmal hintereinander, morgens oder abends, auf einem gemütlichen Stuhl, Sessel oder auf dem Boden sitzend. Fertig ist ein pragmatischer Ansatz der Meditation, der weder zeitlich noch kognitiv überfordernd ist. Ich empfehle grundsätzlich, diese einfache Atempraxis einmal am Tag anzuwenden – geschätztes Zeitinvestment: 60 Sekunden.

Die Effekte, die eine solche einfache Praxis mit sich bringt, sind überwältigend: Meditation ist nachgewiesenermaßen wirkungsvoller als Schmerzmedikamente in der Behandlung von chronischen Schmerzen, sie hilft gegen unspezifische Rückenschmerzen, reduziert das Risiko für Angststörungen und macht weniger anfällig für Depressionen. Sie verbessert die Gedächtnisleistung und die kognitiven Fähigkeiten, wirkt blutdrucksenkend und beruhigend auf das Herz. Die Sauerstoffaufnahmekapazität wird verbessert und das »Schlafhormon« Melatonin vermehrt freigesetzt. Meditation hat sogar die Fähigkeit, direkt auf das Gehirn und die Hirnrinde zu wirken.[243]

Darüber hinaus hilft Meditation, wie Forschende aus Harvard festgestellt haben, dabei, unsere *wandering minds* besser unter Kontrolle zu bekommen, also klarer und fokussierter zu werden. Als der Forscher Marcus Raichle für eine Studie Proband:innen befragte, was ihnen durch den Kopf ging, wenn sie einfach mal nichts tun sollten, berichteten sie von nahezu allem – ihnen ging ein Gedanke nach dem anderen durch den Kopf, nichts schien länger als einen Moment festgehalten werden zu können und eine Form von Konzentration war fast unmöglich. Raichle bezeichnet das als »wandering minds« und beschrieb damit schon früh unsere Unfähigkeit, externe Gedanken wegzu-

243 Zu den Vorteilen von Meditation u.a. Lazar et al. 2005; Nakata et al. 2014; Kerr et al. 2011.

schieben und sich auf den Moment zu konzentrieren.[244] Dieser Zustand hat sich konstant verschärft durch immer weitere und noch mehr Einflüsse, die durch Dauerverfügbarkeit via Smartphone und Bildschirmen auf uns einprasseln.[245] Das bewusste Abschalten und Sich-Zurückziehen in eine Praxis der Mindfulness oder Meditation führt hingegen zu gedanklicher Schärfe und mehr geistiger Klarheit[246] – und dadurch auch zu einem Gefühl von weniger Überforderung und mehr Kontrolle.[247] Wir müssen anerkennen, dass die Welt ist, wie sie ist, und beherrscht wird von Bildschirmen und weiteren Bildschirmen, den *second screens*. Darauf hinzuweisen, wie problematisch das übermäßige Versinken in Smartphones und digitalen Welten ist, ist notwendig, wird aber an der Tatsache an sich nichts verändern. Unsere Lösung muss also sein, mit der zunehmenden Defokussierung und sich stetig verkürzenden Aufmerksamkeitsspanne umzugehen und Lösungen anzubieten, dagegen zu arbeiten.[248]

Meditation ist daher in meiner Praxis das Gegenteil von Weltflucht, sondern es ist vielmehr eine *spezifische Fertigkeit*, mich bewusst *offline* nehmen und damit mit den Einflüssen der Welt besser umgehen zu können. Während um uns herum unzählige Streams, Bilder und Videos herumschwirren, ständig neue Meinungen und Standpunkte, neue Informationen und Fakten präsentiert werden, müssen wir auch einfach *abschalten* können, um den Moment zu fokussieren. Wenn die Welt um uns herum reich an Informationen ist, müssen wir dafür sorgen, dass unsere Aufmerksamkeit nicht verarmt, um diesen Reichtum auch aufnehmen und annehmen zu können.

Die meditative Praxis lehrt uns letztlich, Aufmerksamkeit auf eine einzige Sache zu lenken und so im Chaos den Fokus wiederzufinden. Sie lehrt uns, Stress anzunehmen und ihn zu managen, indem wir mit ihm umgehen lernen. Weil wir in der Lage sind, an- und abzuschalten. Das, worum es im gesamten Regenerationskapitel in der Hauptsache ging. Balance finden. Das, was Odie anscheinend auf Knopfdruck kann. Gerade liegt er hier, auf seinem Sitzsack, der mal meiner war, hat die Augen halb geschlossen und döst vor sich hin – und in dem Moment, wo ich den letzten Tastenanschlag getan habe und die Leine von der Stuhllehne greife, wird er aufspringen, sich strecken und bereit sein, die Welt zu erkunden.

244 Raichle et al. 2001; Raichle / Snyder 2007.
245 Xie et al. 2020.
246 Sumantry / Stewart 2021.
247 Mrazek et al. 2015.
248 Xie et ak. 2020.

Alltagstipp:

Selbst wer sich schwertut, zur Ruhe zu kommen, muss das mindestens einmal am Tag tun: im Bett. Ich empfehle daher hochgradig gestressten Menschen, die mit Meditation nichts anfangen können, die oben beschriebene Praxis einfach im Bett vor dem Einschlafen anzuwenden. Augen schließen, gemütlich liegen, drei Sekunden einatmen, drei Sekunden Luft anhalten, drei Sekunden ausatmen, drei Sekunden nicht atmen, fünfmal hintereinander ausführen und dabei ganz bei sich sein.

FITNESS, VOM LEBEN HER GEDACHT: KEIN ENDE

Es ist wie prophezeit: Das letzte Kapitel abgeschlossen, den letzten Satz beendet, drücke ich theatralisch-triumphierend die Enter-Taste, Odie hebt den Kopf, seine Ohren stellen sich ein bisschen auf, er nimmt das Rücken des Stuhls wahr, gähnt einmal gemütlich und hüpft dann von seinem Sitzsack, steht vor mir und schaut mich erwartungsvoll an. Ich erhebe mich nach einem langen Schreibvormittag, streichle ihm den Kopf und laufe noch etwas unrund an, greife zu Jacke und Leine und begegne im Flur meinem eineinhalbjährigen Sohn, der gern mit nach draußen gehen würde zum Spazieren. Ich knie mich hin, versuche ihm die Schuhe anzuziehen, während ihm die Banane aus der Hand flutscht und unter die Garderobe rollt. Odie schnappt danach, aber ich bin einen Tick schneller und schaffe es, mich flach auf den Boden zu legen und meine Hand auszustrecken, um sie zu greifen. Mit den Fingerspitzen habe ich sie, krabble wieder ein Stück unter der Garderobe hervor, setze die freie Hand auf und drücke mich ein Stück nach oben, bis ich mein Bein nach vorn bringen und den Fuß aufstellen kann, um wieder in einer stabilen halbknienden Position zu sein. Mein Sohn greift nach der Banane, ich rotiere in der Wirbelsäule, um seine Jacke zu greifen und sie ihm anzuziehen, während ich gleichzeitig mit der freien Hand versuche, Odie davon abzuhalten, die Banane zu klauen.

Kaum sind Jacke, Schuhe und Mütze angezogen, springt mein Sohn an mir hoch und will auf den Arm. Mit ihm stehe ich aus der halbknienden Position auf, platziere ihn sicher in der Armbeuge, greife mit einem Ausfallschritt die Leine, die auf dem Sideboard liegt, hänge sie mir um und ziehe vor der Tür meine Schuhe an, was ich jeweils auf einem Bein balancierend erledigen muss, während sich das Kind in meinem Arm darüber belustigt, dass Odie sich im Treppenhaus erst einmal richtig streckt. Zu dritt wackeln wir die Treppen hinunter, ein Bein vor das andere, ungleiche Belastung, weil der 13-kg-Mensch auf einer Seite hängt. Draußen angekommen, sind wir schnell auf den Feldern, Hund und Sohn können frei laufen, ich hinterher. Odie schnüffelt, das Kind rennt und tapst und fällt manchmal, ich hebe ihn auf, trage ihn ein paar Meter, setze ihn ab, laufe mit ihm an der Hand, wir bleiben stehen, ich knie mich hin, hole ihn aus einem Graben, stehe wieder auf – und so wiederholt sich das Spiel wieder und wieder. In einer knappen Stunde habe ich viele unterschiedliche Bewegungsmuster durchlaufen, ich brauchte Kraft, Beweglichkeit, Ausdauer und viel Energie, um immer hinterherzukommen.

Was wie die langweilige Beschreibung des Alltags von vielen Zehntausenden Menschen klingt, was wie eine Abfolge von absolut alltäglichen Kleinigkeiten daherkommt, ist in Wahrheit viel mehr als das. Es ist im Kern das, was Fitness für uns sein muss. Nicht für jede und jeden zu jedem Zeitpunkt in genau dieser, aber wahrscheinlich doch sehr ähnlicher Form. Fitness ist funktionelle Bewegung und unser Leben – bzw. das Leben, das wir für lange Zeit führen wollen – bestimmt die Funktion. Das ist die bessere Art von Fitness, weil sie uns selbst in die Lage versetzt, definieren zu können, wie fit wir sein wollen oder sollen – und nicht mehr der Diskurs, der sich um Fitness gebildet hat und der dafür sorgt, dass wir uns täglich verlaufen in einem Irrgarten von Ratschlägen, Biohacks und schnellen Lösungen, die fast nie zum Erfolg führen. Wenn Fitness wieder *unsere* Fitness sein soll, sollten wir sie nicht bestimmen lassen von 20-jährigen gefilterten Körpern in TikToks und Instagram Reels und findigen Online-Marketern, die uns die nächste Crash-Diät verkaufen wollen.

Wenn Andreas, Can, Alice und Sylvie ausgerechnet diese Videos, Headlines und Highlight-Reels zum Anlass nehmen, sich zu befragen, wie es eigentlich um ihre eigene Fitness bestellt ist, ist das unproblematisch. Aber wenn sie auch die Antwort auf die Frage, *wie* sie fit *werden*, nur von diesen megafonalen Marketingmarktschreier:innen bekommen, einfach weil sie am lautesten schreien, wenn ihnen gänzlich die Intuition abhandengekommen ist für einen pragmatischen Zugang zu Training, Leben und Ernährung, dann ist das falsch. Weil es unter Umständen dazu führt, dass all diese Menschen und viele andere gar nicht erst beginnen, die Frage *Will ich fit sein?* überhaupt zu stellen – weil Fitness für sie zu etwas unendlich Großem, Komplexem und vor allem Herausforderndem geworden ist, das irgendwo zwischen magischen Pillen und unmenschlicher Anstrengung changiert. Dann stehen sie da, vor dem Irrgarten der Halbwahrheiten und Fitnesstipps, und laufen gar nicht mehr los.

Dagegen sollte unsere Fitness stehen, die niemals Highlight-Reel-Material sein wollte, unsere Fitness, die keine Sixpack-Abs haben muss, kein Idealgewicht und keinen bestimmten Body-Mass-Index. Unsere Fitness ist Funktion, nicht Kleidergröße. Unsere Fitness findet nicht auf Bildschirmen statt, sondern zwischen Kindergarten, Großraumbüro, Supermarkteinkauf und dem Grillen mit Freund:innen. Unsere Fitness muss in ein Leben passen, nicht in 60-Sekunden-Videoschnipsel.

Fitness ist die Fähigkeit, sich selbstbestimmt, selbstständig und selbstbewusst durch sein Leben bewegen zu können. Das muss mein Grund sein, warum ich fit sein möchte. Und wenn ich das erkenne, hinter allen medialen Verwirrungsmechanismen und Zirkusübungen, dann ist der erste Schritt getan: als Realitätstherapie auf dem Weg zu einer ehrlichen und unverstellten Kommunikation mit mir selbst – eben *besser fit*.

Für die weitaus meisten Menschen lässt sich das in wenigen Worten auf den Punkt bringen:

Trainiere regelmäßig und fordere dich dabei, komm ab und zu ins Schwitzen, beweg dich täglich in möglichst vielen Positionen; iss regelmäßig, aber nicht ständig; halte deine Lebensmittel möglichst frisch, möglichst unverarbeitet, möglichst regional, möglichst bunt und möglichst saisonal; bereite dein Essen, wann immer es geht, selbst zu, versorg dich mit so viel Energie, wie du sie brauchst, gib deinem Körper Baustoffe, wann immer es geht, und ausreichend Ruhe, um all das zu verarbeiten, sei genauso oft offline, wie du online bist, und denk daran, dass du fit für dein Leben sein und nicht dein Leben für Fitness opfern willst.

Möchte man diesen Satz ausbuchstabiert und in konkrete Handlungsempfehlungen umformuliert haben, würden die etwa so klingen:

Bewegung sollte täglich stattfinden, weil sie die Grundlage unserer Gesundheit ist, und Bewegung ist gerade *nicht* Training oder Sport, sondern Alltagsbewegung. Spaziergänge, Einkäufe, putzen, mit den Kindern spielen.

Genauso wichtig ist es, täglich an der **Beweglichkeit** zu arbeiten – das bedeutet, möglichst alle Positionen einzunehmen, die unsere Gelenke realisieren können. Die Knie und Hüfte sollten gebeugt und gestreckt, die Wirbelsäule eingerollt und überstreckt und am besten sanft rotiert werden, die Arme über den Kopf und hinter den Körper ausgestreckt und die Schultern rotiert. Finger und Zehen sollten angezogen und ausgestreckt werden und der Kopf gekreist und einmal in alle Richtungen bewegt werden. Was die Gelenke können, sollten sie mindestens einmal am Tag machen. Genau aus diesem Grund ist es gut, eine einfache Routine zu haben, die diese Voraussetzungen erfüllt – ich habe in diesem Buch vorgeschlagen, sich dafür eine einfache Yoga-Routine anzueignen, aber es gibt viele andere Möglichkeiten. Wichtig ist lediglich, dass Beweglichkeit, je älter wir werden, desto häufiger bewusst durchgeführt wird.

Zumindest zweimal pro Woche sollten wir uns kontrolliert gegen Widerstand bewegen, also einfach ausgedrückt: **Krafttraining** machen. Etwas Schweres aufheben, indem wir die Hüfte beugen und strecken (Kreuzheben), die Knie unter Last durchbewegen (Kniebeugen), etwas an uns heranziehen oder uns an etwas heranziehen (Klimmzüge), Gewicht von uns wegdrücken nach vorn (Liegestütze, Bankdrücken) oder nach oben (Überkopfdrücken) und uns schließlich unter Beibehaltung maximaler Körperspannung in bestimmten Positionen halten (Planks). Für all diese Bewegungsmuster ist es notwendig, dass sie an sich oder durch die verwendeten Gewichte so schwer für uns sind, dass wir sie nicht öfter als zwölfmal hintereinander durchführen können, um einen notwendigen Reiz auf den Muskel ausüben zu können, und ab und zu sollten wir uns so fordern, dass wir kaum fünf Wiederholungen hintereinander schaffen. Zumindest zwei Sätze sollten uns pro Übungsgruppe an unsere Grenzen bringen.

Regelmäßig, am besten mehr als 150 Minuten in der Woche, sollte die **Ausdauer** in Form einer moderaten Belastung, die über einen längeren Zeitraum (30 Minuten und mehr) aufrechterhalten wird, trainiert werden. Die Art der Belastung ist dabei fast gleichgültig, solange der Puls fühlbar erhöht ist, aber man sich noch einigermaßen gut dabei unterhalten kann.

Ein- bis zweimal pro Woche sollten wir für zehn bis 20 Minuten einen Gang höher schalten und unseren Puls wirklich nach oben bringen, sei es durch Intervalltraining, High-Intensity-Kurse im Studio oder einfache Hügelläufe im Wald, bei denen man versucht, einen kleinen Hügel hochzuspurten und langsam hinunterzugehen.

Schließlich wäre es wünschenswert, einmal in der Woche **Reaktion und Koordination** durch eine Sportart zu schulen, bei der man auf externe Einflüsse reagieren muss: Tennis, Fußball, Squash wären Klassiker, aber empfehlenswert sind auch Joggingrunden oder eine Mountain-Bike-Tour in unwegsamem Gelände, bei denen man sich stetig neu justieren muss, je nach Bodenbeschaffenheit. Hierunter fällt aber auch das Spielen mit den Kindern in der Natur, mit oder ohne Ball.

Wenn es um die **Ernährung** geht, ist die absolute Basis, Pflanze und Protein zu jeder Mahlzeit zu essen, Kohlenhydrate nach Bewegung und Belastung, und zwar am besten in einer Form, die den Ursprung noch erkennen lässt (Kartoffeln vor Pommes, Vollkorn vor Weißmehl), Fette in Maßen zuzuführen und bevorzugt als Teil des Lebensmittels (Olivenöl, Milch, Nüsse), nicht als zugesetzter Geschmacksträger (wie beim Frittieren oder dem Rahmspinat). Man sollte möglichst regelmäßig essen, aber auch in der Lage sein, ohne Essen auszukommen, sich beim Einkauf primär daran orientieren, welche Lebensmittel gerade Saison haben, und bevorzugen, was möglichst frisch ist oder durch nur minimale Maßnahmen haltbar gemacht wurde (Tiefkühlkost ohne Zusätze, getrocknete Lebensmittel), und man sollte den Großteil seiner Mahlzeiten einigermaßen frisch zubereitet haben. Wenn diese Grundlagen 80 % der eigenen Ernährung ausmachen, sollte ausreichend Raum für Lebensmittel als Genuss bleiben, die man bewusst und mit Intention genießt: ein feiner Nachtisch im Restaurant, guter Rotwein, vollmundige Schokolade – was immer zum individuellen Wohlbefinden beiträgt.

Denn dieses Wohlbefinden sollte auch im Zentrum der **Regeneration** stehen: weniger Bildschirme, mehr Zeit draußen, weniger soziale Medien, dafür mehr soziale Beziehungen, weniger Mails schreiben, mehr echte Gespräche führen, mehr off, weniger on und schließlich fast immer: mehr schlafen.

Alles, was über diese Basis hinausgeht, sind letztlich Gimmicks, die viel kosten – Zeit und Geld –, aber wenig bringen. Die 33 Tipps, die hier zusammengestellt sind, sollten demnach auch nicht die Antwort auf alle Fragen sein, aber ein Schlüssel, um die richtigen Fragen überhaupt erst stellen und inhaltsleere Antworten von solchen mit Substanz unterscheiden zu können. Sie sollen als Leitplanken dienen, die Spielraum nach links und rechts zulassen, aber gleichzeitig dafür sorgen, dass man nicht vom Weg abkommt. Sie sollten uns, vielleicht, ein bisschen von der Leichtigkeit zurückgeben, mit der Odie sich durch sein Hundeleben – im Wortsinne – *bewegt*. Größtenteils intuitiv, mit viel Neugier für seine Umgebung, weite Teile des Tages schlendernd, ab und zu schnell tippelnd und immer mal wieder spurtend und sprintend, sehr oft hungrig, aber manchmal auch gar nicht an Essen interessiert, und immer, wirklich immer, für ein gemütliches Nickerchen in der Sonne bereit, alle vier Pfoten von sich gestreckt, ruhig atmend, irgendwie zufrieden und vermutlich nicht einen Gedanken daran verschwendend, was Fitness eigentlich ist.

LITERATUR

ONLINE-RESSOURCEN

Bundesministerium für Ernährung und Landwirtschaft: Nationale Verzehrsstudie II: Wie sich Verbraucherinnen und Verbraucher in Deutschland ernähren, online unter: https://www.bmel.de/DE/themen/ernaehrung/gesunde-ernaehrung/nationale-verzehrsstudie-zusammenfassung.html (21.03.2024).

Climate Change 2014 Synthesis Report, online unter: https://epic.awi.de/id/eprint/37530/1/IPCC_AR5_SYR_Final.pdf (6.9.2024).

Das große Geschäft mit proteinreichen Lebensmitteln, online unter: https://www.tagesanzeiger.ch/das-grosse-geschaeft-mit-proteinreichen-lebensmitteln-808849899361 (17.9.2024).

Der Schmu mit Protein-Shakes, online unter: https://www.handelsblatt.com/arts_und_style/lifestyle/verbraucherzentrale-der-schmu-mit-protein-shakes/19973724.html (17.9.2024).

Deutsche Gesellschaft für Ernährung (DGE): Gut essen und trinken – die DGE-Empfehlungen, online unter: https://www.dge.de/gesunde-ernaehrung/gut-essen-und-trinken/dge-empfehlungen/#c6397 (5.9.2024).

Deutsche Gesellschaft für Ernährung (DGE): Ausgewählte Fragen und Antworten zu veganer Ernährung, online unter: https://www.dge.de/gesunde-ernaehrung/faq/faqs-vegane-ernaerung/#c6958 (5.9.2024).

Deutsche Herzstiftung: Eier und Cholesterin: Nur ein Ei pro Woche?, online unter: https://herzstiftung.de/herz-sprechstunde/aktuelle-stellungnahmen/eier-cholesterin (5.9.2024).

Deutsche Krankenversicherung AG (DKV): Der DKV-Report 2023: Wie gesund lebt Deutschland?, hrsg. v. Ingo Froböse und Birgit Wallmann-Sperlich, online unter: https://www.ergo.com/de/newsroom/reports-dossiers/dkv-report (13.02.2025).

Dobelli, Rolf: Avoid News. Towards a Healthy News Diet, online unter: https://gwern.net/doc/culture/2010-dobelli.pdf (6.8.2024).

DrEd.com: Die Arztmuffel-Studie: So (un)gerne geht Deutschland zum Arzt, online unter: https://res.cloudinary.com/zava-www-uk/image/upload/fl_attachment/v1548151443/de/fractl-pages/zava-studie-arztbesuch-in-deutschland/yjzu1rodgvrj3jey1sbi.pdf (14.3.2024).

Eickhoff, Marie: Warum More und ESN so erfolgreich sind, online unter: https://medwatch.de/leben/warum-more-und-esn-so-erfolgreich-sind/ (27.09.2024).

Ernährung mit Extraportion Eiweiß: selbst für Sportler:innen überflüssig, online unter: https://www.verbraucherzentrale.de/wissen/lebensmittel/gesund-ernaehren/ernaehrung-mit-extraportion-eiweiss-selbst-fuer-sportlerinnen-ueberfluessig-24257 (15.9.2023).

Gabler Wirtschaftslexikon: Key Performance Indicator (KPI), online unter: https://wirtschaftslexikon.gabler.de/definition/key-performance-indicator-kpi-52670 (25.01.2024).
Lebensmittelklarheit.de: Das Geschäft mit der Extraportion Eiweiß, online unter: https://www.lebensmittelklarheit.de/infografiken/das-geschaeft-mit-der-extraportion-eiweiss (15.9.2024).
NASA Science Editorial Team: NASA-led study solves a methane puzzle, online unter: https://science.nasa.gov/earth/climate-change/greenhouse-gases/nasa-led-study-solves-a-methane-puzzle/ (6.9.2024).
NDR Fernsehen: Protein Produkte – oft teuer, selten sinnvoll, online unter: https://www.ndr.de/fernsehen/sendungen/markt/Protein-ProdukteOft-teuer-selten-sinnvoll,markt15892.html (18.9.2024).
PETA: Diese 6 Vorteile bringt eine vegane Ernährung mit sich, online unter: https://www.peta.de/veganleben/vorteile-vegane-ernaehrung/ (5.9.2024).
quarks.de: Darum kannst du dir Proteinprodukte meistens sparen (22. Juni 2023), online unter: https://www.quarks.de/gesundheit/ernaehrung/nahrungsergaenzungsmittel-protein-produkte-sparen-wirkung-abnehmen-muskelaufbau/ (18.9.2024).
Stiftung Warentest: Wie Muckis wachsen (25.3.2020), online unter: https://www.test.de/Muskeln-aufbauen-Wie-Muckis-wachsen-5592429-0/ (18.9.2024).
Techniker Krankenkasse: Tipps für eine gesunde Ernährung, online unter: https://www.tk.de/techniker/magazin/ernaehrung-2000228?tkcm=aaus (5.9.2024).
The Game Changers, online unter: https://gamechangersmovie.com/ (5.9.2024).
Tobias Gunst: Warum in der Aspartam Diskussion vieles durcheinander geht – und warum die Aufregung übertrieben ist (2023), online unter: https://teamtarek.de/warum-in-der-aspartam-diskussion-vieles-durcheinander-geht/ (26.07.2024).
Umsatz mit Nahrungsergänzungsmitteln in Deutschland in den Jahren 2018 bis 2023, online unter: https://de.statista.com/statistik/daten/studie/1040811/umfrage/umsatz-mit-nahrungsergaenzungsmitteln-in-deutschland/ (18.9.2024).
Vogue Germany: Vegan Guide, online unter: https://www.vogue.de/lifestyle/artikel/vegan-leben-vorteile (5.9.2024).
World Health Organization: World mental health report: Transforming mental health for all, 2022, online unter: https://www.who.int/publications/i/item/9789240049338 (31.07.2024).

SACH- UND FACHBÜCHER

Attia, Peter / Gifford, Bill: Outlive. The Science and Art of Longevity. New York: Harmony 2023.

Blech, Jörg: Schmeckt's noch? Die falschen Versprechen der Lebensmittelindustrie und wie wir einfach gesund essen können, Frankfurt: Fischer 2017.

Bompa, Tudor. Theory and Methodology of Training: The key to athletic performance. Dubuque, IA: Kendall/Hunt, 1994.

Fischer, B.: Animal Ethics. A Contemporary Introduction. New York / London: Routledge 2021.

Froböse, Ingo: Leistung messen und steigern. Die besten Methoden aus dem Profisport – für Ausdauer- und Krafttraining, München: Gräfe und Unzer 2018.

Gugg, Holger: HBN 2.0. Human Based Nutrition, Norderstedt: Books on Demand 2021.

Hofmekler, Ori, Holtzberg, Diana: The Warrior Diet. How to Take Advantage of Undereating and Overeating, 2., überarb. Neuauflage, Berkeley: North Atlantic Books 2007.

Inchauspé, Jessica: Glucose Revolution. The Life-changing power of balancing Your blood sugar, London: Short Books 2022.

John, Dan: Can You Go? Aptos: On Target Publications 2015.

John, Dan: 40 Years with a Whistle. Life Lessons from the Field of Play. Aptos: On Target Publications 2019.

John, Dan, Tastsouline, Pavel: Easy Strength: How to Get a Lot Stronger Than Your Competition-And Dominate in Your Sport. Little Canada: Dragon Door Publications, 2011 (Kindle Edt.).

Kirsch, John: Shoulder Pain? The Solution & Prevention: Fourth Edition, Revised & Expanded: Fifth Edition, Revised & Expanded, Morgan Hill, CA: Bookstand Publishing 2010.

Lamey, Andy: Duty and the Beast, Cambridge: Cambridge Univ. Press 2019.

Maffetone, Philip: The Endurance Handbook. How to achieve Athletic Potential, Stay Healthy, and Get the Most Out of Your Body. New York: Sky Horse 2015.

Rubach, Malte: Die Ökobilanz auf dem Teller. Stuttgart: Hirzel 2020.

Starrett, Kelly, Starrett, Juliet: Built to Move. The 10 Essential Habits to Help You Move Freely and Live Fully, London: Orion Spring 2023.

Taubes, Gary: Warum wir dick werden. Kandern: Narayana Verlag 2018 (engl. Orig. 2010).

Zawieja, Martin, Oltmanns, Klaus: Kinder lernen Krafttraining. In Kooperation mit der Trainerakademie Köln, 2. A. Köln: philippka 2023.

WISSENSCHAFTLICHE LITERATUR

Abou-Samra, R., Keersmaekers, L., Brienza, D., Mukherjee, R., & Macé, K. (2011). Effect of different protein sources on satiation and short-term satiety when consumed as a starter. Nutrition Journal, 10(1).

Alirezaei, M., Kemball, C., Flynn, C., Wood, M., Whitton, J., & Kiosses, W. (2010). Short-term fasting induces profound neuronal autophagy. Autophagy, 6(6), 702–710.

Allen, Benjamin L., Christopher Bobier, Stuart Dawson, Peter J.S. Fleming, Jordan Hampton, David Jachowski, Graham I.H. Kerley, John D.C. Linnell, Kelly Marnewick, Liaan Minnie, Mike Muthersbaugh, M. Justin O'Riain, Dan Parker, Gilbert Proulx, Michael J. Somers, Keifer Titus, Why humans kill animals and why we cannot avoid it, Science of The Total Environment 896, 2023, 165283.

Antunes, F., Erustes, A. G., Costa, A. J., Nascimento, A. C., Bincoletto, C., Ureshino, R. P., ... & Pereira, G. J. d. S. (2018). Autophagy and intermittent fasting: the connection for cancer therapy?. Clinics, 73, e814s.

Astrand, I. Aerobic work capacity in men and women with special reference to age. Acta Physiol Scand Suppl. 1960;49(169):1–92.

Bartholomae E, Johnston CS. Nitrogen Balance at the Recommended Dietary Allowance for Protein in Minimally Active Male Vegans. *Nutrients*. 2023; 15(14):3159.

Baum, JI, Kim, IY, Wolfe, RR (2016) Protein consumption and the elderly: what is the optimal level of intake? Nutrients 8, 1–9.

Benatar, J., & Stewart, R., 2018. Cardiometabolic risk factors in vegans; A meta-analysis of observational studies. *PLoS ONE*, 13.

Bendtsen, L. Q., Lorenzen, J. K., Bendsen, N. T., Rasmussen, C. L., & Astrup, A. (2013). Effect of dairy proteins on appetite, energy expenditure, body weight, and composition: a review of the evidence from controlled clinical trials. Advances in Nutrition, 4(4), 418–438.

Benetos A, Thomas F, Bean KE, Pannier B, Guize L. Role of modifiable risk factors in life expectancy in the elderly , J Hypertens, 2005, vol. 23 (pg. 1803-1808).

Bohannon RW. Grip Strength: An Indispensable Biomarker For Older Adults. Clin Interv Aging. 2019 Oct 1;14:1681–1691.

Borde R, Hortobágyi T, Granacher U. Dose-Response Relationships of Resistance Training in Healthy Old Adults: A Systematic Review and Meta-Analysis. Sports Med. 2015 Dec;45(12):1693–720.

Boubekri, M., Lee, J., MacNaughton, P., Woo, M., Schuyler, L., Tinianov, B., & Satish, U. (2020). The Impact of Optimized Daylight and Views on the Sleep Duration and Cognitive Performance of Office Workers. *International Journal of Environmental Research and Public Health*, 17.

Bradley, U., Spence, M., Courtney, C., McKinley, M., Ennis, C., McCance, D., McEneny, J., Bell, P., Young, I., & Hunter, S. (2009). Low-Fat Versus Low-Carbohydrate Weight Reduction Diets. *Diabetes*, 58, 2741–2748.

Buono, R., Tucci, J., Cutri, R., Guidi, N., Mangul, S., Raucci, F., ... & Longo, V. D. (2023). Fasting-mimicking diet inhibits autophagy and synergizes with chemotherapy to promote t-cell-dependent leukemia-free survival. Cancers, 15(24), 5870.

Burlea-Schiopoiu, A. and Ferhati, K. (2020). The managerial implications of the key performance indicators in healthcare sector: a cluster analysis. Healthcare, 9(1), 19. https://doi.org/10.3390/healthcare9010019

Carbone, J.W. & Pasiakos, S.M. (2019) Dietary protein and muscle mass: translating science to application and health benefit. Nutrients 11, 1–13.

Castro-Piñero, J., Ortega, F., Artero, E., Girela-Rejón, M., Mora, J., Sjöström, M., & Ruiz, J. (2010). Assessing Muscular Strength in Youth: Usefulness of Standing Long Jump as a General Index of Muscular Fitness. *Journal of Strength and Conditioning Research*, 24, 1810–1817.

Cenkner, D., Burgess, H., Huizenga, B., Duval, E., Kim, H., Phan, K., Liberzon, I., Klumpp, H., Abelson, J., Horwitz, A., Mooney, A., Raglan, G., & Zalta, A. (2019). Morning light treatment for traumatic stress: The role of amygdala reactivity study protocol. *PLoS ONE*, 17.

Chaput JP, McHill AW, Cox RC, Broussard JL, Dutil C, da Costa BGG, Sampasa-Kanyinga H, Wright KP Jr. The role of insufficient sleep and circadian misalignment in obesity. Nat Rev Endocrinol. 2023 Feb;19(2):82–97.

Chaput JP, Shiau J. Routinely assessing patients' sleep health is time well spent. Prev Med Rep. 2019;14:100851.

Chawla, S., Silva, F., Medeiros, S., Mekary, R., & Radenkovic, D. (2020). The Effect of Low-Fat and Low-Carbohydrate Diets on Weight Loss and Lipid Levels: A Systematic Review and Meta-Analysis. *Nutrients*, 12.

Chen, W., Hung, K., Wen, M., Hsu, P., Chen, T., Wang, H., ... & Wang, C. (2013). Impaired leukocytes autophagy in chronic kidney disease patients. Cardiorenal Medicine, 3(4), 254–264.

Church, David D et al., The anabolic response to a ground beef patty and soy-based meat alternative: a randomized controlled trial. The American Journal of Clinical Nutrition 2024, Preprint.

Chung HY, Kim DH, Bang E, Yu BP. Impacts of Calorie Restriction and Intermittent Fasting on Health and Diseases: Current Trends. Nutrients. 2020; 12(10):2948.

Clarys P, Deliens T, Huybrechts I, Deriemaeker P, Vanaelst B, De Keyzer W, Hebbelinck M, Mullie P. Comparison of nutritional quality of the vegan, vegetarian, semi-vegetarian, pesco-vegetarian and omnivorous diet. Nutrients. 2014 Mar 24;6(3):1318–32.

Cook, S., Togni, M., Schaub, M., Wenaweser, P., & Hess, O. (2006). High heart rate: a cardiovascular risk factor?. *European heart journal*, 27 20, 2387–93.
Courtney-Martin, G, Ball, RO, Pencharz, PB et al. (2016) Protein requirements during aging. Nutrients 8, 1–12.
Dawczynski, C., Weidauer, T., Richert, C., Schlattmann, P., Dawczynski, K., & Kiehntopf, M., 2022. Nutrient Intake and Nutrition Status in Vegetarians and Vegans in Comparison to Omnivores - the Nutritional Evaluation (NuEva) Study. *Frontiers in Nutrition*, 9.
Deer, RR & Volpi, E (2015) Protein intake and muscle function in older adults. Curr Opin Clin Nutr Metab Care 18, 248–253.
Dellorusso, Paul V., Melissa A. Proven, Fernando J. Calero-Nieto, Xiaonan Wang, Carl A. Mitchell, Felix Hartmann, Meelad Amouzgar, Patricia Favaro, Andrew DeVilbiss, James W. Swann, Theodore T. Ho, Zhiyu Zhao, Sean C. Bendall, Sean Morrison, Berthold Göttgens, Emmanuelle Passegué (2023). Autophagy counters inflammation-driven glycolytic impairment in aging hematopoietic stem cells, Preprint, bioRxiv 2023.08.17.553736.
DiCostanzo, D., Kumaraswamy, L. K., Shuman, J., Pavord, D., Hu, Y., Jordan, D. W., ... & Hsu, A. (2022). An introduction to key performance indicators for medical physicists. Journal of Applied Clinical Medical Physics, 23(8). https://doi.org/10.1002/acm2.13718.
Dobersek U, Teel K, Altmeyer S, Adkins J, Wy G, Peak J. Meat and mental health: A meta-analysis of meat consumption, depression, and anxiety. Crit Rev Food Sci Nutr. 2021 Oct 6:1–18.
Döschner, L., K. Schulze, L. Göger, A. Bosy-Westphal, N. Krüger, K. Franz, U. Müller-Werdan, C. Herpich, K. Norman, Effects of a Short-Term Vegan Challenge in Older Adults on Metabolic and Inflammatory Parameters – A Randomized Controlled Crossover Study. *Mol. Nutr. Food Res.* 2024, 68, 2300623.
Ekelund U, Tarp J, Fagerland MW, Johannessen JS, Hansen BH, Jefferis BJ, Whincup PH, Diaz KM, Hooker S, Howard VJ, Chernofsky A, Larson MG, Spartano N, Vasan RS, Dohrn IM, Hagströmer M, Edwardson C, Yates T, Shiroma EJ, Dempsey P, Wijndaele K, Anderssen SA, Lee IM. Joint associations of accelero-meter measured physical activity and sedentary time with all-cause mortality: a harmonised meta-analysis in more than 44 000 middle-aged and older individuals. Br J Sports Med. 2020 Dec;54(24):1499–1506.
Elhai JD, Gallinari EF, Rozgonjuk D, Yang H. Depression, anxiety and fear of missing out as correlates of social, non-social and problematic smartphone use. Addict Behav. 2020 Jun;105:106335.

Elhai JD, Yang H, Montag C. Fear of missing out (FOMO): overview, theoretical underpinnings, and literature review on relations with severity of negative affectivity and problematic technology use. Braz J Psychiatry. 2021 Mar-Apr;43(2):203-209.

Elhai JD, Levine JC, Hall BJ. The relationship between anxiety symptom severity and problematic smartphone use: a review of the literature and conceptual frameworks. J Anxiety Disord. 2019;62:45–52.

Ezzati, A. (2024). Does time-restricted eating add benefits to calorie restriction? a systematic review. Obesity, 32(4), 640–654.

Fackelmann, G., Manghi, P., Carlino, N. et al. Gut microbiome signatures of vegan, vegetarian and omnivore diets and associated health outcomes across 21,561 individuals. *Nat Microbiol* 10, 41–52 (2025).

Fardet, A. and Rock, E. (2014). Toward a new philosophy of preventive nutrition: from a reductionist to a holistic paradigm to improve nutritional recommendations. Advances in Nutrition, 5(4), 430–446.

Farrahi V, Rostami M, Dumuid D, Chastin SFM, Niemelä M, Korpelainen R, Jämsä T, Oussalah M. Joint Profiles of Sedentary Time and Physical Activity in Adults and Their Associations with Cardiometabolic Health. Med Sci Sports Exerc. 2022 Dec 1;54(12):2118–2128.

Fashi M, Ahmadizad S, Nobari H, Pérez-Gómez J, Oliveira R, Carlos-Vivas J, Ardigò LP. Effect of Acute Ramadan Fasting on Muscle Function and Buffering System of Male Athletes. Healthcare (Basel). 2021 Apr 1;9(4):397.

Fetene, N. W., Canavan, M., Megentta, A., Linnander, E., Tan, A. X., Nadew, K., ... & Bradley, E. H. (2019). District-level health management and health system performance. Plos One, 14(2), e0210624. https://doi.org/10.1371/journal.pone.0210624.

Fischer, B., Lamey, A. Field Deaths in Plant Agriculture. *J Agric Environ Ethics* 31, 409–428 (2018).

Forestell, C., 2018. Flexitarian Diet and Weight Control: Healthy or Risky Eating Behavior?. *Frontiers in Nutrition*, 5.

Foster, G., Wyatt, H., Hill, J., Makris, A., Rosenbaum, D., Brill, C., Stein, R., Mohammed, B., Miller, B., Rader, D., Zemel, B., Wadden, T., Tenhave, T., Newcomb, C., & Klein, S. (2010). Weight and Metabolic Outcomes After 2 Years on a Low-Carbohydrate Versus Low-Fat Diet. *Annals of Internal Medicine*, 153, 147–157.

García, C., Berná, A., Sebastià, N., & Soriano, J. (2013). Estudio prospectivo del efecto del periodo vacacional sobre la influencia del peso durante el tratamiento dietoterapeútico hipocalórico. *Nutricion Hospitalaria*, 28, 2246–2251.

Garcia L, Pearce M, Abbas A, et al. Non-occupational physical activity and risk of cardiovascular disease, cancer and mortality outcomes: a dose-response meta-analysis of large prospective studies. British Journal of Sports Medicine. 2023 Feb:bjsports-2022-105669.

García-Hermoso A, Cavero-Redondo I, Ramírez-Vélez R, et al. Muscular strength as a predictor of all-cause mortality in an apparently healthy population: a systematic review and metaanalysis of data from approximately 2 million men and women. Arch Phys Med Rehabil. 2018;99(10):2100–2113e5.
Gardner CD, Trepanowski JF, Del Gobbo LC, Hauser ME, Rigdon J, Ioannidis JPA, Desai M, King AC. Effect of Low-Fat vs Low-Carbohydrate Diet on 12-Month Weight Loss in Overweight Adults and the Association With Genotype Pattern or Insulin Secretion: The DIETFITS Randomized Clinical Trial. JAMA. 2018 Feb 20;319(7):667–679.
Godar, R., Ma, X., Liu, H., Murphy, J., Weinheimer, C., Kovács, A., ... & Diwan, A. (2015). Repetitive stimulation of autophagy-lysosome machinery by intermittent fasting preconditions the myocardium to ischemia-reperfusion injury. Autophagy, 11(9), 1537-1560.
Godfrey KM, Titcombe P, El-Heis S, Albert BB, Tham EH, et al. (2023) Maternal B-vitamin and vitamin D status before, during, and after pregnancy and the influence of supplementation preconception and during pregnancy: Prespecified secondary analysis of the NiPPeR double-blind randomized controlled trial. PLOS Medicine 20(12): e1004260.
Goodpaster BH, Park SW, Harris TB, Kritchevsky SB, Nevitt, M, Schwartz AV, Simonsick EM, Tylavsky FA, Visser M, Newman AB (2006) The loss of skeletal muscle strength, mass, and quality in older adults: the health, aging and body composition study. J Gerontol A Biol Sci Med Sci 61:1059–1064.
Gordon, N.P., Yao, J.H., Brickner, L.A. et al. Prevalence of sleep-related problems and risks in a community-dwelling older adult population: a cross-sectional survey-based study. BMC Public Health 22, 2045 (2022).
Grandner MA, Malhotra A. Sleep as a vital sign: why medical practitioners need to routinely ask their patients about sleep. Sleep Health. 2015;1(1):11–2.
Green, K. K., Shea, J., Vasdev, S., Randell, E., Gulliver, W., & Sun, G. (2010). Higher dietary protein intake is associated with lower body fat in the newfoundland population. Clinical Medicine Insights: Endocrinology and Diabetes, 3, CMED.S4619.
Grgic, J., Schoenfeld, B., Davies, T., Lazinica, B., Krieger, J., & Pedišić, Ž. (2018). Effect of Resistance Training Frequency on Gains in Muscular Strength: A Systematic Review and Meta-Analysis. *Sports Medicine*, 48, 1207–1220.
Haider, Sandra, Alina Sima, Tilman Kühn, and Maria Wakolbinger. 2023. »The Association between Vegan Dietary Patterns and Physical Activity – A Cross-Sectional Online Survey« Nutrients 15, no. 8: 1847.
Hall KD, Guo J, Courville AB, Boring J, Brychta R, Chen KY, Darcey V, Forde CG, Gharib AM, Gallagher I, Howard R, Joseph PV, Milley L, Ouwerkerk R, Raisinger K, Rozga I, Schick A, Stagliano M, Torres S, Walter M, Walter P, Yang S, Chung ST. Effect of a

plant-based, low-fat diet versus an animal-based, ketogenic diet on ad libitum energy intake. Nat Med. 2021 Feb;27(2):344–353.
Halton, T. L. and Hu, F. B. (2004). The effects of high protein diets on thermogenesis, satiety and weight loss: a critical review. Journal of the American College of Nutrition, 23(5), 373–385.
Harwood, W. and Drake, M. (2019). Understanding implicit and explicit consumer desires for protein bars, powders, and beverages. Journal of Sensory Studies, 34(3), e12493.
Hawkins S, Wiswell R. Rate and mechanism of maximal oxygen consumption decline with aging: implications for exercise training. Sports Med. 2003;33(12):877–88.
He, M., Ru, T., Li, S., Li, Y., & Zhou, G. (2022). Shine light on sleep: Morning bright light improves nocturnal sleep and next morning alertness among college students. *Journal of sleep research*, e13724 .
Heileson JL. Dietary saturated fat and heart disease: a narrative review. Nutr Rev. 2020 Jun 1;78(6):474–485.
Hernández, J., Saura, R., Oñate, A., Victoria-Montesinos, D., Macarro, M., Ruiz, M., ... & Román, F. (2020). The quality of pasta versus rice is determining to control hunger and appetite: a comparative study of pasta and rice. Revista Española De Nutrición Humana Y Dietética, 24(3), 268–277.
Hervik, A. and Svihus, B. (2019). The role of fiber in energy balance. Journal of Nutrition and Metabolism, 2019, 1–11.
Hu, T., Mills, K., Yao, L., Demanelis, K., Eloustaz, M., Yancy, W., Kelly, T., He, J., & Bazzano, L. (2012). Effects of low-carbohydrate diets versus low-fat diets on metabolic risk factors: a meta-analysis of randomized controlled clinical trials.. *American journal of epidemiology*, 176 Suppl 7, 44–54 .
Huh, J. (2022). Sleep hungry for cellular cleanup!. Molecules and Cells, 45(2), 98-100.
Ihalainen, J., Inglis, A., Mäkinen, T., Newton, R., Kainulainen, H., Kyröläinen, H., & Walker, S. (2019). Strength Training Improves Metabolic Health Markers in Older Individual Regardless of Training Frequency. *Frontiers in Physiology*, 10.
Ikeda Y, Kamagata M, Hirao M, Yasuda S, Iwami S, Sasaki H, Tsubosaka M, Hattori Y, Todoh A, Tamura K, Shiga K, Ohtsu T, Shibata S. Glucagon and/or IGF-1 Production Regulates Resetting of the Liver Circadian Clock in Response to a Protein or Amino Acid-only Diet. EBioMedicine. 2018 Feb;28:210–224.
Issurin VB. New horizons for the methodology and physiology of training periodization. Sports Med. 2010 Mar 1;40(3):189–206.
Jäger R, Kerksick CM, Campbell BI, Cribb PJ, Wells , D, Skwiat TM, Purpura M, Ziegenfuss TN, Ferrando AA, Arent SM, Smith-Ryan AE, Stout JR, Arciero PJ, Ormsbee MJ, Taylor LW, Wilborn CD, Kalman DS, Kreider RB, Willoughby DS, Hoffman JR,

Krzykowski JL, Antonio J. International Society of Sports Nutrition Position Stand: protein and exercise. J Int Soc Sports Nutr. 2017 Jun 20;14:20.

Janbozorgi, N., Allipour, R., Djafarian, K., Shab-Bidar, S., Badeli, M., & Safabakhsh, M. (2021). Water intake and risk of type 2 diabetes: A systematic review and meta-analysis of observational studies. *Diabetes & metabolic syndrome*, 15 4, 102156.

Jayedi A, Gohari A, Shab-Bidar S. Daily Step Count and All-Cause Mortality: A Dose-Response Meta-analysis of Prospective Cohort Studies. Sports Med. 2022 Jan;52(1):89–99.

Kara, A., Kaynak, E., & Kucukemiroglu, O. (1995). Marketing strategies for fast-food restaurants: a customer view. *International Journal of Contemporary Hospitality Management*, 7, 16–22.

Karagounis, L., Volterman, K., Breuillé, D., Offord, E., Emady-Azar, S., & Moore, D. (2018). Protein Intake at Breakfast Promotes a Positive Whole-Body Protein Balance in a Dose-Response Manner in Healthy Children: A Randomized Trial. *The Journal of nutrition*, 148 5, 729–737.

Kerr CE, Jones SR, Wan Q, Pritchett DL, Wasserman RH, Wexler A, Villanueva JJ, Shaw JR, Lazar SW, Kaptchuk TJ, Littenberg R, Hämäläinen MS, Moore CI. Effects of mindfulness meditation training on anticipatory alpha modulation in primary somatosensory cortex. Brain Res Bull. 2011 May 30;85(3-4):96–103.

Khaing, I., Tahara, Y., Chimed-Ochir, O., Shibata, S., & Kubo, T. (2024). Effect of breakfast protein intake on muscle mass and strength in adults: a scoping review. *Nutrition reviews*.

Kim CH, Wheatley CM, Behnia M, Johnson BD. The Effect of Aging on Relationships between Lean Body Mass and VO2max in Rowers. PLoS One. 2016 Aug 1;11(8):e0160275.

Kim H, Caulfield LE, Garcia-Larsen V, Steffen LM, Coresh J, Rebholz CM. Plant-Based Diets Are Associated With a Lower Risk of Incident Cardiovascular Disease, Cardiovascular Disease Mortality, and All-Cause Mortality in a General Population of Middle-Aged Adults. J Am Heart Assoc. 2019 Aug 20;8(16):e012865.

Kim HU. Lipid Metabolism in Plants. Plants (Basel). 2020 Jul 9;9(7):871.

Kim, M. Letter: premeal consumption of a protein-enriched, dietary fiber-fortified bar decreases total energy intake in healthy individuals (diabetes metab j 2019;43:879–92). Diabetes & Metabolism Journal, 2020, 44(1), 203.

Klika, Brett, Jordan, Chris: High-intensity circuit training using body weight: Maximum Results With Minimal Investment. ACSM's Health & Fitness Journal 17(3):p 8–13, May/June 2013.

Knuppel A, Papier K, Fensom GK, Appleby PN, Schmidt JA, Tong TYN, et al. Meat intake and cancer risk: prospective analyses in UK Biobank. Int J Epidemiol. 2020.

Koutouroushis, C. and Sarkar, O. (2021). Role of autophagy in cardiovascular disease and aging. Cureus. https://doi.org/10.7759/cureus.20042.

Kritee K, Nair D, Zavala-Araiza D, Proville J, Rudek J, Adhya TK, Loecke T, Esteves T, Balireddygari S, Dava O, Ram K, S R A, Madasamy M, Dokka RV, Anandaraj D, Athiyaman D, Reddy M, Ahuja R, Hamburg SP. High nitrous oxide fluxes from rice indicate the need to manage water for both long- and short-term climate impacts. Proc Natl Acad Sci U S A. 2018 Sep 25;115(39):9720–9725.

Landry MJ, Ward CP, Cunanan KM, Durand LR, Perelman D, Robinson JL, Hennings T, Koh L, Dant C, Zeitlin A, Ebel ER, Sonnenburg ED, Sonnenburg JL, Gardner CD. Cardiometabolic Effects of Omnivorous vs Vegan Diets in Identical Twins: A Randomized Clinical Trial. JAMA Netw Open. 2023 Nov 1;6(11):e2344457.

Lazar SW, Kerr CE, Wasserman RH, Gray JR, Greve DN, Treadway MT, McGarvey M, Quinn BT, Dusek JA, Benson H, Rauch SL, Moore CI, Fischl B. Meditation experience is associated with increased cortical thickness. Neuroreport. 2005 Nov 28;16(17):1893–7.

Lee IM, Paffenbarger RS Jr. Associations of light, moderate, and vigorous intensity physical activity with longevity. The Harvard Alumni Health Study. Am J Epidemiol. 2000 Feb 1;151(3):293–9.

Lee MF, Eather R, Best T. Plant-based dietary quality and depressive symptoms in Australian vegans and vegetarians: a cross-sectional study. BMJ Nutr Prev Health. 2021 Oct 21;4(2):479–486.

Leong DP, Teo KK, Rangarajan S, et al. Prognostic value of grip strength: findings form the Prospective Urban Rural Epidemiology (PURE) study. Lancet. 2015;386(9990):266–273.

Letnes JM, Dalen H, Aspenes ST, Salvesen Ø, Wisløff U, Nes BM. Age-related change in peak oxygen uptake and change of cardiovascular risk factors. The HUNT Study. Prog Cardiovasc Dis. 2020 Nov-Dec;63(6):730–737.

Letnes JM, Nes BM, Wisløff U. Age-related decline in peak oxygen uptake: Cross-sectional vs. longitudinal findings. A review. Int J Cardiol Cardiovasc Risk Prev. 2023 Jan 13;16:200171.

Li M, Sun F, Piao JH, Yang XG. Protein requirements in healthy adults: a meta-analysis of nitrogen balance studies. Biomed Environ Sci. 2014 Aug;27(8):606–13.

Li T, Li Y, Wu S. Comparison of human bone mineral densities in subjects on plant-based and omnivorous diets: a systematic review and meta-analysis. Arch Osteoporos. 2021 Jun 18;16(1):95.

Liang F, Fu J, Turner-McGrievy G, Wang Y, Qiu N, Ding K, Zeng J, Moore JB, Li R. Association of Body Mass Index and Plant-Based Diet with Cognitive Impairment among Older Chinese Adults: A Prospective, Nationwide Cohort Study. Nutrients. 2022 Jul 29;14(15):3132.

Liu Y, Sun Z, Wang X, Chen T, Yang C. Dose-response association between the daily step count and all-cause mortality: A systematic review and meta-analysis. J Sports Sci. 2022 Aug;40(15):1678–1687.

Lorenz D, Morrison S. Current concepts in periodization of strength and conditioning for the sports physical therapist. Int J Sports Phys Ther. 2015 Nov;10(6):734–47.

Ma Y, Fu L, Jia L, et al. Muscle strength rather than muscle mass is associated with osteoporosis in older Chinese adults. J Formos Med Assoc. 2018;117(2):101–108.

Maffetone P, Laursen PB. Maximum Aerobic Function: Clinical Relevance, Physiological Underpinnings, and Practical Application. Front Physiol. 2020 Apr 2;11:296.

Majdi, M., Hosseini, F., Naghshi, S., Djafarian, K., & Shab-Bidar, S. (2021). Total and drinking water intake and risk of all-cause and cardiovascular mortality: A systematic review and dose-response meta-analysis of prospective cohort studies. *International Journal of Clinical Practice*, 75.

Mamerow, M., Mettler, J., English, K., Casperson, S., Arentson-Lantz, E., Sheffield-Moore, M., Layman, D., & Paddon-Jones, D. (2014). Dietary Protein Distribution Positively Influences 24-h Muscle Protein Synthesis in Healthy Adults. *The Journal of Nutrition*, 144, 876–880.

Mandsager K, Harb S, Cremer P, Phelan D, Nissen SE, Jaber W. Association of Cardiorespiratory Fitness With Long-term Mortality Among Adults Undergoing Exercise Treadmill Testing. *JAMA Netw Open*. 2018;1(6):e183605.

Marco Castro de E, Valli G, Buffière C, Guillet C, Mullen B, Pratt J, Horner K, Naumann-Gola S, Bader-Mittermaier S, Paganini M, et al. Peripheral Amino Acid Appearance Is Lower Following Plant Protein Fibre Products, Compared to Whey Protein and Fibre Ingestion, in Healthy Older Adults despite Optimised Amino Acid Profile. *Nutrients*. 2023; 15(1):35.

Martínez–López, N., Tarabra, E., Toledo, M., García-Macia, M., Sahu, S., Coletto, L., ... & Singh, R. (2017). System-wide benefits of intermeal fasting by autophagy. Cell Metabolism, 26(6), 856-871.e5.

Mayer Labba IC, Steinhausen H, Almius L, Bach Knudsen KE, Sandberg AS. Nutritional Composition and Estimated Iron and Zinc Bioavailability of Meat Substitutes Available on the Swedish Market. Nutrients. 2022 Sep 21;14(19):3903.

McHill AW, Melanson EL, Higgins J, Connick E, Moehlman TM, Stothard ER, Wright KP Jr. Impact of circadian misalignment on energy metabolism during simulated night-shift work. Proc Natl Acad Sci U S A. 2014 Dec 2;111(48):17302–7.

Meigh NJ, Keogh JWL, Schram B, Hing W, Rathbone EN. Effects of supervised high-intensity hardstyle kettlebell training on grip strength and health-related physical fitness in insufficiently active older adults: the BELL pragmatic controlled trial. BMC Geriatr. 2022 Apr 22;22(1):354.

Menzel J, Abraham K, Stangl GI, Ueland PM, Obeid R, Schulze MB, Herter-Aeberli I, Schwerdtle T, Weikert C. Vegan Diet and Bone Health – Results from the Cross-Sectional RBVD Study. *Nutrients*. 2021; 13(2):685.

Michalak J, Zhang XC, Jacobi F. Vegetarian diet and mental disorders: results from a representative community survey. Int J Behav Nutr Phys Act. 2012 Jun 7;9:67.

Milburn, J., Bobier, C. New Omnivorism: a Novel Approach to Food and Animal Ethics. *Food ethics* 7, 5 (2022).

Minderis, P., Fokin, A., Dirmontas, M., & Ratkevičius, A. (2019). Low carbohydrate and low fat diets with equal protein content lead to similar improvements in body composition and glucose tolerance in obese mice subjected to caloric restriction.

Morgan, S., Chang, A., Alqatari, M., & Pines, J. (2013). Non-emergency department interventions to reduce ED utilization: a systematic review. *Academic emergency medicine: official journal of the Society for Academic Emergency Medicine*, 20 10, 969–85.

Mrazek MD, Franklin MS, Phillips DT, Baird B, Schooler JW. Mindfulness training improves working memory capacity and GRE performance while reducing mind wandering. Psychol Sci. 2013 May;24(5):776–81.

Nakata H, Sakamoto K, Kakigi R. Meditation reduces pain-related neural activity in the anterior cingulate cortex, insula, secondary somatosensory cortex, and thalamus. Front Psychol. 2014 Dec 16;5:1489.

Napoleão A, Fernandes L, Miranda C, Marum AP. Effects of Calorie Restriction on Health Span and Insulin Resistance: Classic Calorie Restriction Diet vs. Ketosis-Inducing Diet. Nutrients. 2021; 13(4):1302.

Neue, Heinz-Ulrich, Methane Emission from Rice Fields: Wetland rice fields may make a major contribution to global warming, *BioScience*, Volume 43, Issue 7, July/August 1993, Pages 466–474.

Neufingerl N, Eilander A. Nutrient Intake and Status in Adults Consuming Plant-Based Diets Compared to Meat-Eaters: A Systematic Review. Nutrients. 2021 Dec 23;14(1):29.

Nguyen, B., & Powell, L. (2014). The impact of restaurant consumption among US adults: effects on energy and nutrient intakes. *Public Health Nutrition*, 17, 2445–2452.

Niekerk, G., Hattingh, S., & Engelbrecht, A. (2016). Enhanced therapeutic efficacy in cancer patients by short-term fasting: the autophagy connection. Frontiers in Oncology, 6.

Nunes, E. A., Currier, B. S., Lim, C., & Phillips, S. M. (2020). Nutrient-dense protein as a primary dietary strategy in healthy ageing: please sir, may we have more? Proceedings of the Nutrition Society, 80(2), 264-277.

o.A.: VeChi-Youth-Studie im 14. Ernährungsbericht der DGE, online unter: https://www.vechi-youth-studie.de/ergebnisse/ (07.02.24).
Ogilvie AR, McGuire BD, Meng L, Shapses SA. Fracture Risk in Vegetarians and Vegans: the Role of Diet and Metabolic Factors. Curr Osteoporos Rep. 2022 Dec;20(6):442-452.
Paluch AE, Bajpai S, Bassett DR, Carnethon MR, Ekelund U, Evenson KR, Galuska DA, Jefferis BJ, Kraus WE, Lee IM, Matthews CE, Omura JD, Patel AV, Pieper CF, Rees-Punia E, Dallmeier D, Klenk J, Whincup PH, Dooley EE, Pettee Gabriel K, Palta P, Pompeii LA, Chernofsky A, Larson MG, Vasan RS, Spartano N, Ballin M, Nordström P, Nordström A, Anderssen SA, Hansen BH, Cochrane JA, Dwyer T, Wang J, Ferrucci L, Liu F, Schrack J, Urbanek J, Saint-Maurice PF, Yamamoto N, Yoshitake Y, Newton RL Jr, Yang S, Shiroma EJ, Fulton JE; Steps for Health Collaborative. Daily steps and all-cause mortality: a meta-analysis of 15 international cohorts. Lancet Public Health. 2022 Mar;7(3):e219–e228.
Papier, K., Fensom, G.K., Knuppel, A. *et al.* Meat consumption and risk of 25 common conditions: outcome-wide analyses in 475,000 men and women in the UK Biobank study. *BMC Med* 19, 53 (2021).
Parvaresh, H. (2024). Mechanistic insights into fasting-induced autophagy in the aging heart. World Journal of Cardiology, 16(3), 109–117.
Patterson, R. and Sears, D. (2017). Metabolic effects of intermittent fasting. Annual Review of Nutrition, 37(1), 371–393.
Perri, M., Anton, S., Durning, P., Ketterson, T., Sydeman, S., Berlant, N., Kanasky, W., Newton, R., Limacher, M., & Martin, A. (2002). Adherence to exercise prescriptions: effects of prescribing moderate versus higher levels of intensity and frequency. *Health psychology: official journal of the Division of Health Psychology, American Psychological Association*, 21 5, 452–8.
Phillips SM, Chevalier S, Leidy HJ. Protein »requirements« beyond the RDA: implications for optimizing health. Appl Physiol Nutr Metab. 2016 May;41(5):565-72.
Pinckaers PJ, Domić J, Petrick HL, Holwerda AM, Trommelen J, Hendriks FK, Houben LH, Goessens JP, van Kranenburg JM, Senden JM, de Groot LC, Verdijk LB, Snijders T, van Loon LJ. Higher Muscle Protein Synthesis Rates Following Ingestion of an Omnivorous Meal Compared with an Isocaloric and Isonitrogenous Vegan Meal in Healthy, Older Adults. J Nutr. 2024 Jul;154(7):2120–2132.
Platt, S.G., Bassham, J.A. (1978). Photosynthesis and Increased Production of Protein. In: Friedman, M. (eds) Nutritional Improvement of Food and Feed Proteins. Advances in Experimental Medicine and Biology, vol 105. Springer, Boston, MA.
Pocovi NC, Graham PL, Lin CC, French SD, Latimer J, Merom D, Tiedemann A, Maher CG, van Dongen JM, Clavisi O, Hancock MJ. Effectiveness and cost-effectiveness of a progressive, individualised walking and education program for prevention of low

back pain recurrence in adults: statistical analysis plan for the WalkBack randomised controlled trial. Trials. 2023 Mar 16;24(1):197.
Prasitsiriphon PW. Associations of grip strength and change in grip strength with all-cause and cardiovascular mortality in a European older population. Clin Med Insights Cardiol. 2018.
Qiu, M., Zhang, Y., Long, Z., & He, Y. (2021). Effect of Protein-Rich Breakfast on Subsequent Energy Intake and Subjective Appetite in Children and Adolescents: Systematic Review and Meta-Analysis of Randomized Controlled Trials. *Nutrients*, 13.
Raafs BM, Karssemeijer EGA, Van der Horst L, Aaronson JA, Olde Rikkert MGM, Kessels RPC. Physical Exercise Training Improves Quality of Life in Healthy Older Adults: A Meta-Analysis. J Aging Phys Act. 2020 Jan 1;28(1):81–93.
Raichle, M. E., MacLeod, A. M., Snyder, A. Z., Powers, W. J., Gusnard, D. A., & Shulman, G. L. (2001). A default mode of brain function. *Proceedings of the National Academy of Sciences of the United States of America*, *98*(2), 676–682.
Raichle ME, Snyder AZ. A default mode of brain function: a brief history of an evolving idea. Neuroimage. 2007 Oct 1;37(4):1083-90; discussion 1097–9.
Raja, N. and Veluchamy, H. (2023). Autophagy from siddhars perspective in preventing non-communicable diseases- a review. International Journal of Ayurveda and Pharma Research, 56–59.
Rand WM, Pellett PL, Young VR. Meta-analysis of nitrogen balance studies for estimating protein requirements in healthy adults. Am J Clin Nutr. 2003 Jan;77(1):109-27.
Rasulo, D., Christensen, K., & Tomassini, C. (2005). The influence of social relations on mortality in later life: a study on elderly Danish twins. The Gerontologist, 45 5, 601–8.
Reaburn, P., Dascombe, B. Anaerobic performance in masters athletes. *Eur Rev Aging Phys Act* 6, 39–53 (2009).
Riehle, C. (2014). Insulin regulation of myocardial autophagy. Circulation Journal, 78(11), 2569–2576.
Ristow M, Schmeisser K. Mitohormesis: Promoting Health and Lifespan by Increased Levels of Reactive Oxygen Species (ROS). Dose Response. 2014 Jan 31;12(2):288-341.
Robinson, S. Experimental studies of physical fitness in relation to age. Arbeitsphysiologie 10, 251–323 (1938).
Rossa-Roccor V, Richardson CG, Murphy RA, Gadermann AM. The association between diet and mental health and wellbeing in young adults within a biopsychosocial framework. PLoS One. 2021 Jun 3;16(6):e0252358.
Sackner-Bernstein, J., Kanter, D., & Kaul, S. (2015). Dietary Intervention for Overweight and Obese Adults: Comparison of Low-Carbohydrate and Low-Fat Diets. A Meta-Analysis. *PLoS ONE*, 10.

Salehin S, Rasmussen P, Mai S, Mushtaq M, Agarwal M, Hasan SM, Salehin S, Raja M, Gilani S, Khalife WI. Plant Based Diet and Its Effect on Cardiovascular Disease. Int J Environ Res Public Health. 2023 Feb 14;20(4):3337.

Schoenfeld, Brad Jon, Jozo Grgic & James Krieger (2019) How many times per week should a muscle be trained to maximize muscle hypertrophy? A systematic review and meta-analysis of studies examining the effects of resistance training frequency, Journal of Sports Sciences, 37:11, 1286–1295.

Schreiner P, Yilmaz B, Rossel JB, Franc Y, Misselwitz B, Scharl M, Zeitz J, Frei P, Greuter T, Vavricka SR, Pittet V, Siebenhüner A, Juillerat P, von Känel R, Macpherson AJ, Rogler G, Biedermann L; Swiss IBD Cohort Study Group. Vegetarian or gluten-free diets in patients with inflammatory bowel disease are associated with lower psychological well-being and a different gut microbiota, but no beneficial effects on the course of the disease. United European Gastroenterol J. 2019 Jul;7(6):767–781.

Seimon RV, Roekenes JA, Zibellini J et al.: Do intermittent diets provide physiological benefits over continuous diets for weight loss? A systematic review of clinical trials. Mol Cell Endocrinol 418 (2015) 153–72.

Sheng M, Yang J, Bao M, Chen T, Cai R, Zhang N, Chen H, Liu M, Wu X, Zhang B, Liu Y, Chao J. The relationships between step count and all-cause mortality and cardiovascular events: A dose-response meta-analysis. J Sport Health Sci. 2021 Dec;10(6):620-628.

Singh BN. Increased heart rate as a risk factor for cardiovascular disease, Eur Heart J Suppl, 2003, vol. 5, G3–G9.

Skotnicka, M., Mazurek, A., Karwowska, K., & Folwarski, M. (2022). Satiety of edible insect-based food products as a component of body weight control. Nutrients, 14(10), 2147.

Sorscher AJ. How is your sleep: a neglected topic for health care screening. J Am Board Fam Med. 2008;21(2):141–8.

Souza, L. B. d., Martins, K. A., & Bomfim, R. A. (2022). Inadequate distribution of dietary protein and muscle mass in older adults. Geriatrics Gerontology and Aging, 16.

Stavrinou, P., Bogdanis, G., Giannaki, C., Terzis, G., & Hadjicharalambous, M. (2018). High-intensity Interval Training Frequency: Cardiometabolic Effects and Quality of Life. *International Journal of Sports Medicine*, 39, 210–217.

Steger, F., Jamshed, H., Martin, C., Richman, J., Bryan, D., Hanick, C., ... & Peterson, C. (2022). Impact of early time□restricted eating on diet quality, meal frequency, appetite, and eating behaviors: a randomized trial. Obesity, 31(S1), 127-138.

Sumantry, D., & Stewart, K. (2021). Meditation, Mindfulness, and Attention: a Meta-analysis. *Mindfulness*, 12, 1332–1349.

Symons TB, Sheffield-Moore M, Wolfe RR, Paddon-Jones D. A moderate serving of high-quality protein maximally stimulates skeletal muscle protein synthesis in young and elderly subjects. J Am Diet Assoc. 2009 Sep;109(9):1582–6.

Tong, T.Y.N., Appleby, P.N., Armstrong, M.E.G. et al. Vegetarian and vegan diets and risks of total and site-specific fractures: results from the prospective EPIC-Oxford study. BMC Med 18, 353 (2020).

Traylor DA, Gorissen SHM, Phillips SM. Perspective: Protein Requirements and Optimal Intakes in Aging: Are We Ready to Recommend More Than the Recommended Daily Allowance? Adv Nutr. 2018 May 1;9(3):171–182.

Trepanowski JF, Kroeger CM, Barnosky A et al.: Effect of Alternate-Day Fasting on Weight Loss, Weight Maintenance, and Cardioprotection Among Metabolically Healthy Obese Adults: A Randomized Clinical Trial. JAMA Intern Med 177 (2017) 930–938.

Trommelen J, van Lieshout GAA, Nyakayiru J, Holwerda AM, Smeets JSJ, Hendriks FK, van Kranenburg JMX, Zorenc AH, Senden JM, Goessens JPB, Gijsen AP, van Loon LJC. The anabolic response to protein ingestion during recovery from exercise has no upper limit in magnitude and duration in vivo in humans. Cell Rep Med. 2023 Dec 19;4(12):101324.

Valtin H. »Drink at least eight glasses of water a day.« Really? Is there scientific evidence for »8 x 8«? Am J Physiol Regul Integr Comp Physiol. Nov. 2002; 283(5):R993–1004.

Vargas-García, E., Evans, C., Prestwich, A., Sykes-Muskett, B., Hooson, J., & Cade, J. (2017). Interventions to reduce consumption of sugar-sweetened beverages or increase water intake: evidence from a systematic review and meta-analysis. *Obesity Reviews*, 18, 1350–1363.

Van Vliet S, Kronberg SL, Provenza FD. Plant-based meats, human health, and climate change. Front. Sust. Food. Syst. 2020.

Van Vliet S, Bain JR, Muehlbauer MJ, Provenza FD, Kronberg SL, Pieper CF, Huffman KM. A metabolomics comparison of plant-based meat and grass-fed meat indicates large nutritional differences despite comparable Nutrition Facts panels. Sci Rep. 2021 Jul 5;11(1):13828.

Volpi E, Nazemi R, Fujita S. Muscle tissue changes with aging. Curr Opin Clin Nutr Metab Care. 2004 Jul;7(4):405–10.

Walsh H, Lee M, Best T. The Association between Vegan, Vegetarian, and Omnivore Diet Quality and Depressive Symptoms in Adults: A Cross-Sectional Study. Int J Environ Res Public Health. 2023 Feb 13;20(4):3258.

Wang, S., & Chen, M. (2020). The effects of sunlight exposure therapy on the improvement of depression and quality of life in post-stroke patients: A RCT study. *Heliyon*, 6.

Wang Y, Pitre T, Wallach JD, de Souza RJ, Jassal T, Bier D, Patel CJ, Zeraatkar D. Grilling the data: application of specification curve analysis to red meat and all-cause mortality. J Clin Epidemiol. 2024 Apr;168:111278. doi: 10.1016/j.jclinepi.2024.111278. Epub 2024 Feb 12.
Wang, Y., Xu, Y., Wu, Y., Mahmood, T., Chen, J., Guo, X., ... & Yuan, J. (2021). Impact of different durations of fasting on intestinal autophagy and serum metabolome in broiler chicken. Animals, 11(8), 2183.
Weiler M, Hertzler SR, Dvoretskiy S. Is It Time to Reconsider the U.S. Recommendations for Dietary Protein and Amino Acid Intake? Nutrients. 2023 Feb 6;15(4):838.
Wernbom, M., Augustsson, J., & Thomeé, R. (2007). The Influence of Frequency, Intensity, Volume and Mode of Strength Training on Whole Muscle Cross-Sectional Area in Humans. *Sports Medicine*, 37, 225–264.
Wernerman, J, Morris, CR, Paddon-Jones, D et al. (2017) Assessment of protein turnover in health and disease. Nutr Clin Pract 32, 15S–20S.
Westerterp-Plantenga, M. S., Nieuwenhuizen, A. G., Tomé, D., Soenen, S., & Westerterp, K. R. (2009). Dietary protein, weight loss, and weight maintenance. Annual Review of Nutrition, 29(1), 21–41.
Windle G, Hughes D, Linck P, Russell I, Woods B. Is exercise effective in promoting mental well-being in older age? A systematic review. Aging Ment Health. 2010 Aug;14(6):652–69.
Witard OC, McGlory C, Hamilton DL, Phillips SM. Growing older with health and vitality: a nexus of physical activity, exercise and nutrition. Biogerontology. 2016 Jun;17(3):529–46.
World Cancer Research Fund; American Institute for Cancer Research. World Cancer Research Fund; American Institute for Cancer Research. Meat, fish and dairy products and the risk of cancer. Continuous Update Project Expert Report. 2018.
Xie, Jia-Qiong, Detlef H. Rost, Fu-Xing Wang, Jin-Liang Wang, Rebecca L. Monk, The association between excessive social media use and distraction: An eye movement tracking study, Information & Management, Volume 58, Issue 2, 2021, 103415.
Yamada Y, Zhang X, Henderson MET, Sagayama H, Pontzer H, Watanabe D, Yoshida T, Kimura M, Ainslie PN, Andersen LF, Anderson LJ, Arab L, Baddou I, Bedu-Addo K, Blaak EE, Blanc S, Bonomi AG, Bouten CVC, Bovet P, Buchowski MS, Butte NF, Camps SG, Close GL, Cooper JA, Cooper R, Das SK, Dugas LR, Eaton S, Ekelund U, Entringer S, Forrester T, Fudge BW, Goris AH, Gurven M, Halsey LG, Hambly C, El Hamdouchi A, Hoos MB, Hu S, Joonas N, Joosen AM, Katzmarzyk P, Kempen KP, Kraus WE, Kriengsinyos W, Kushner RF, Lambert EV, Leonard WR, Lessan N, Martin CK, Medin AC, Meijer EP, Morehen JC, Morton JP, Neuhouser ML, Nicklas TA, Ojiambo RM, Pietiläinen KH, Pitsiladis YP, Plange-Rhule J, Plasqui G, Prentice RL, Rabinovich RA, Racette SB, Raichlen DA, Ravussin E, Redman LM, Reilly JJ, Reynolds RM,

Roberts SB, Schuit AJ, Sardinha LB, Silva AM, Sjödin AM, Stice E, Urlacher SS, Valenti G, Van Etten LM, Van Mil EA, Wells JCK, Wilson G, Wood BM, Yanovski JA, Murphy-Alford AJ, Loechl CU, Luke AH, Rood J, Westerterp KR, Wong WW, Miyachi M, Schoeller DA, Speakman JR; International Atomic Energy Agency (IAEA) Doubly Labeled Water (DLW) Database Consortium§. Variation in human water turnover associated with environmental and lifestyle factors. Science. 2022 Nov 25;378(6622):909-915. doi: 10.1126/science.abm8668.

Yang, Y., Boen, C., Gerken, K., Li, T., Schorpp, K., & Harris, K. (2016). Social relationships and physiological determinants of longevity across the human life span. *Proceedings of the National Academy of Sciences*, 113, 578–583.

Yang Y, Zhao LG, Wu QJ, Ma X, Xiang YB. Association between dietary fiber and lower risk of all-cause mortality: a meta-analysis of cohort studies. Am J Epidemiol. 2015 Jan 15;181(2):83–91.

Young, Simon. (2007). How to increase serotonin in the human brain without drugs. Journal of psychiatry & neuroscience : J Psychiatry Neurosci . 32 (6). 394–9.

Zalta, A., Bravo, K., Valdespino-Hayden, Z., Pollack, M., & Burgess, H. (2019). A placebo-controlled pilot study of a wearable morning bright light treatment for probable PTSD. *Depression and Anxiety*, 36, 617–624.

Zheng J, Zhu T, Yang G, Zhao L, Li F, Park YM, Tabung FK, Steck SE, Li X, Wang H. The Isocaloric Substitution of Plant-Based and Animal-Based Protein in Relation to Aging-Related Health Outcomes: A Systematic Review. Nutrients. 2022 Jan 9;14(2):272.

Zhu A, Yuan C, Pretty J, Ji JS. Plant-based dietary patterns and cognitive function: A prospective cohort analysis of elderly individuals in China (2008-2018). Brain Behav. 2022 Aug;12(8):e2670.

Zhu, Y., Yang, M., Yao, Y., Xiong, X., Li, X., Zhou, G., & Ma, N. (2019). Effects of Illuminance and Correlated Color Temperature on Daytime Cognitive Performance, Subjective Mood, and Alertness in Healthy Adults. *Environment and Behavior*, 51, 199–230.

DANK

Dieses Buch hieß, als es als Manuskript anfing, anders. Es war anders aufgebaut und hatte einen anderen Grundgedanken.

Dass daraus jetzt *Besser fit* werden konnte, verdankt es einer ganzen Reihe von Menschen, die, meist ohne es zu wissen, erheblich zu seiner Entstehung beigetragen haben: meinen Kund:innen. Sie alle tauchen in diesem Buch unter verschiedensten Namen auf, und sie alle sind echt, ihre Geschichten sind echt, und die täglichen, wöchentlichen oder monatlichen Gespräche mit ihnen sind die Grundlage für alles, was hier ausgeführt wurde. Ihnen sei von Herzen gedankt für das Vertrauen und die meist langjährige Zusammenarbeit.

Dass aus dem Konzept schließlich ein Buch werden konnte, ist vorrangig Verdienst von Steffi vom Verlag, wofür ich ebenfalls nur von Herzen Danke sagen kann.

Dass *Besser fit* genau dieses Buch werden konnte, ist dem sorgsamen Lektorat von Verena zu verdanken, die mit ihrem respektvollen und feinfühligen Umgang mit dem Text das Bessere von ihm zum Vorschein gebracht hat – weshalb ich für die produktive Zusammenarbeit sehr dankbar bin.

Der größte Dank aber gebührt den Dreien, die mich noch nie gefragt haben, was Fitness eigentlich ist – und vielleicht gerade deshalb mein Leben sind: Hannah, Levi und Odie.

Ihnen gehört dieses Buch.

VITA

Tobias Gunst hat u. a. Philosophie mit einem Schwerpunkt auf Wissenschaftstheorie und Logik studiert und vereint als ausgebildeter Fitness-, Athletik- und Personaltrainer wissenschaftliches Denken mit praktischer Expertise. In leitenden Positionen für verschiedene Fitnessketten sammelte er umfassende Erfahrung in der Branche und gibt dieses Wissen heute als Referent an Akademien und Ausbildungsinstituten im Bereich Fitness und Ernährung weiter. Für den Burda-Verlag schreibt er eine monatliche Kolumne über Fitness-Mythen und betreibt außerdem einen eigenen Blog, auf dem er aktuelle Themen aus dem Gesundheitsbereich aufgreift und bespricht.

Er lebt in Stuttgart, wo er sich unter dem Namen »Team Tarek – Outdoor Fitness Movement« auf Personal Training, Outdoor-Training und Online Coaching spezialisiert hat. 2024 eröffnete er zudem »tareks wohnzimmer«, ein semi-privates Gym im Herzen Stuttgarts. Dort begleiten er und sein Hund Odie Menschen im Alter von 12 bis 91, die sich ohne überzogene Ansprüche fitter und gesünder fühlen möchten – und ab und zu einen guten Espresso zu schätzen wissen.

www.teamtarek.de

LIEBE LESER:INNEN,

wir freuen uns, dass wir Sie mit diesem Buch inspirieren und Teil Ihrer sportlichen Reise sein dürfen. Noch mehr Inspiration, originelle Ideen und besondere Themen finden Sie auf unserer Verlagsseite www.copress.de.

TRETEN SIE MIT UNS IN KONTAKT!

Wir sind immer offen für Ihre Anregungen, Wünsche und Kritik – schreiben Sie uns gerne unter verlag@stiebner.com.

80335 München | E-Mail: verlag@stiebner.com
Text: Tobias Gunst
Covergestaltung und Layout: Danai Afrati
Coverillustration basierend auf einer Illustration von missbobbit – stock.adobe.com
Projektleitung und Lektorat: Dr. Verena Stindl
Gedruckt bei Balto print, Litauen

MIX
Papier | Fördert gute Waldnutzung
FSC® C107574

ISBN 978-3-7679-1314-1

Bibliografische Information der Deutschen Nationalbibliothek:
Die Deutsche Nationalbibliothek verzeichnet diese Publikation in der Deutschen Nationalbibliografie; detaillierte bibliografische Daten sind im Internet über http://dnb.dnb.de abrufbar.

Die Hinweise in diesem Buch wurden vom Autor und den Mitarbeiter:innen des Verlags sorgfältig geprüft. Eine Garantie wird jedoch nicht übernommen. Autor und Verlag können für eventuell auftretende Schäden nicht haftbar gemacht werden.

Wir produzieren unsere Bücher mit großer Sorgfalt und Genauigkeit. Trotzdem lässt es sich nicht ausschließen, dass uns in Einzelfällen Fehler passieren. Auf unserer Webseite finden sich bei dem jeweiligen Titel eventuelle Korrekturen (Errata). Sollten Sie in diesem Buch einen Fehler finden, so bitten wir um einen Hinweis an verlag@stiebner.com. Für solche Hinweise sind wir sehr dankbar, denn sie helfen uns, besser zu werden.

www.copress.com